W0311916

Löser/Jordan/Wegner

Mangel- und Unterernährung

Die Autoren

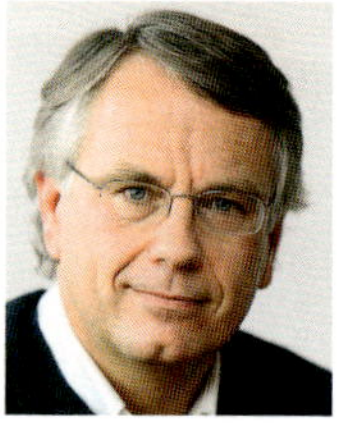

Prof. Dr. med. Christian Löser ist Facharzt für Innere Medizin, Gastroenterologie, Sportmedizin, Palliativmedizin und ein international renommierter Ernährungsmediziner. Ein Schwerpunkt seiner klinischen und wissenschaftlichen Arbeit ist seit vielen Jahren die Unter- und Mangelernährung und besonders Ernährungsprobleme bei chronisch Kranken, älteren Menschen oder Tumorpatienten. So ist er unter anderem verantwortlich für die europäischen Leitlinien zur künstlichen Ernährung, z. B. über PEG-Sonden. Prof. Dr. med. Christian Löser hat auf dem Gebiet der Unter- und Mangelernährung eine Vielzahl international beachteter wissenschaftlicher Studien, Fachartikel, Übersichtsarbeiten sowie mehrere Bücher publiziert. Er ist aktives Mitglied in 12 medizinischen Fachgesellschaften und als Vorsitzender verschiedener Konsensuskonferenzen mitverantwortlich für die Erstellung verschiedener nationaler und internationaler medizinischer Leitlinien und Standards. Prof. Dr. Christian Löser leitet als Chefarzt die Medizinische Klinik des Roten Kreuz Krankenhauses in Kassel, wo er im Rahmen des Schwerpunktes »klinische Ernährungsmedizin« speziell für die Behandlung von Patienten mit Unter- und Mangelernährung das »Kasseler Modell« etabliert hat.

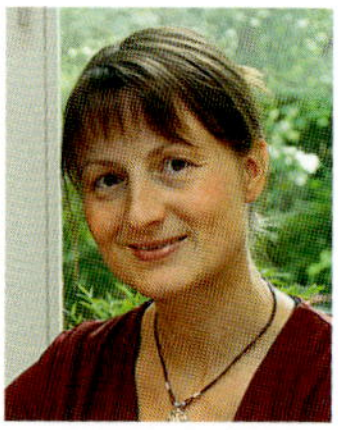

Dr. rer. med. Angela Jordan ist Diätassistentin und Diplom-Oecotrophologin mit langjähriger Erfahrung in Klinik, Praxis und Industrie. Als freiberufliche Ernährungstherapeutin bietet sie unter anderem eine ambulante ernährungsmedizinische Sprechstunde im Roten Kreuz Krankenhaus in Kassel an. Ihr Spezialgebiet ist die Beratung und Begleitung von Menschen in schwierigen Ernährungssituationen. Vor allem Patienten mit Krebserkrankungen, Magen-Darm-Erkrankungen und ältere Menschen mit Ernährungsproblemen suchen ihre Sprechstunde auf. Aus langjähriger Praxiserfahrung weiß sie, wie sehr Patienten von einer begleitenden Ernährungstherapie profitieren und neue Kräfte schöpfen können. Die Unterstützung von Menschen, bei denen Essen und Trinken mit Problemen behaftet sind, ist ihr deshalb ein besonderes Anliegen.

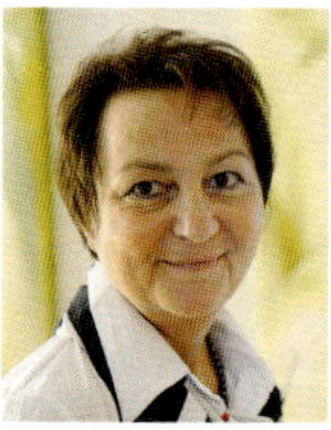

Ellen Wegner ist ausgebildete Krankenschwester und Fachkraft für enterale und parenterale Ernährung. Gesundheit und Ernährung waren für sie schon immer wichtige Themen. Nach dem sie viele Jahre in der Krankenpflege gearbeitet hat, machte sie als Leiterin des Ernährungsteams am Roten Kreuz Krankenhaus Kassel ihre Leidenschaft, die klinische Ernährung, zum Beruf. Im Rahmen der komplexen Aufgaben eines Ernährungsteams in einer modernen expandierenden Klinik mit ernährungsmedizinischem Schwerpunkt ist ihre Haupttätigkeit die Erstellung von individuellen Ernährungsstrategien für Patienten, denen eine adäquate Nahrungsaufnahme nur eingeschränkt möglich ist. Sie begleitet mit ihrem reichhaltigen praktischen Erfahrungsschatz auf dem Gebiet der modernen Behandlungsstrategien von Unter- und Mangelernährung die betroffenen Menschen und deren Angehörige auf dem Weg zu Gesundheit und Wohlbefinden.

Prof. Dr. med. Christian Löser
Dr. rer. med. Angela Jordan
Ellen Wegner

Mangel- und Unterernährung

Strategien und Rezepte:
wieder zu Kräften kommen und zunehmen

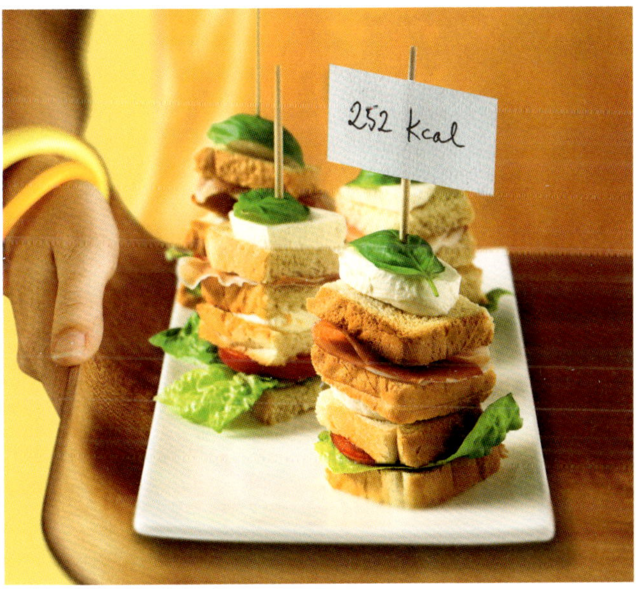

TRIAS

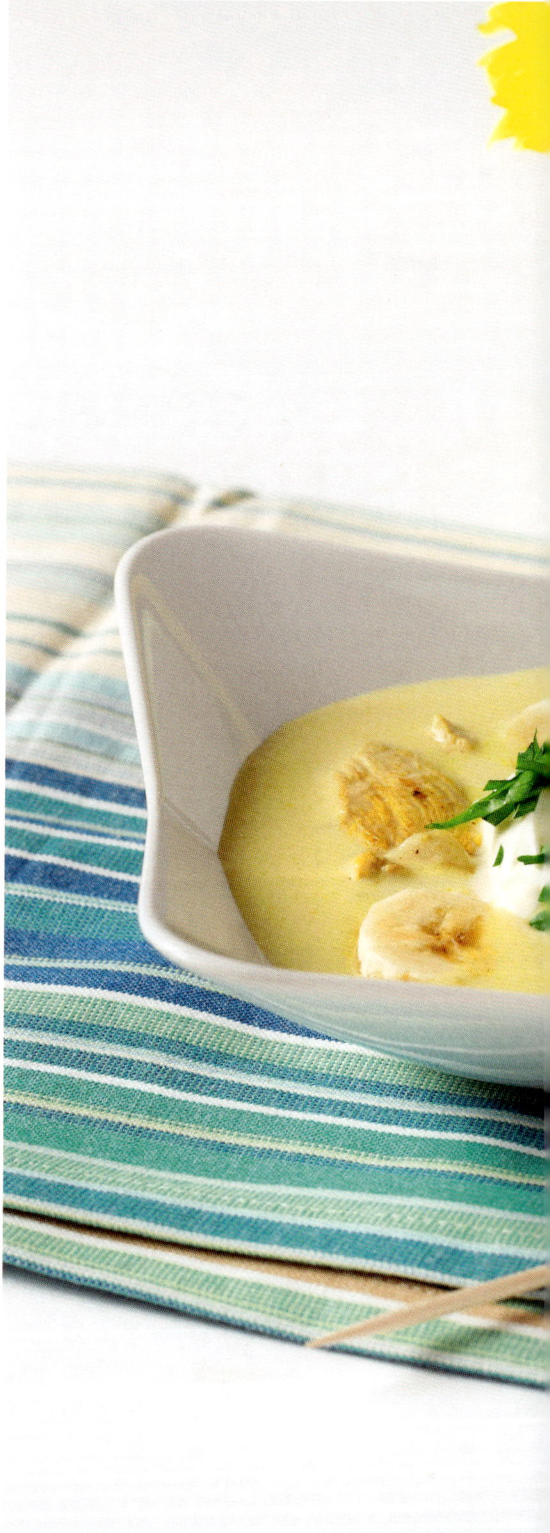

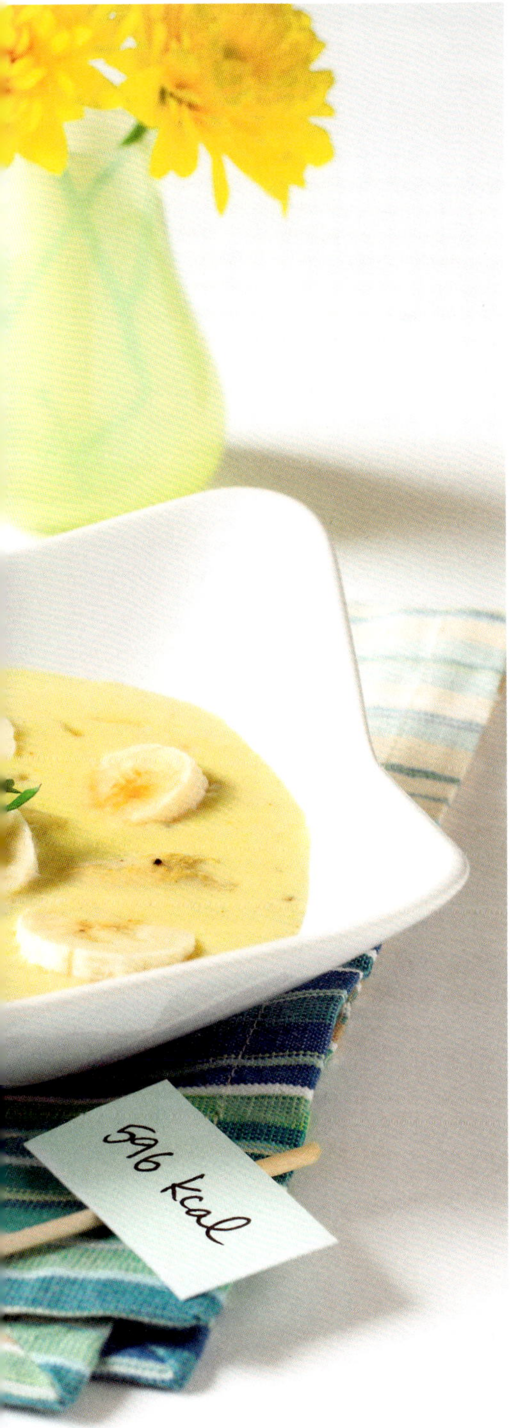
596 kcal

Liebe Leserinnen und Leser ...

... Sie haben sich für den Kauf dieses Ernährungsratgebers entschieden, der Ihnen bzw. Ihren Angehörigen oder den von Ihnen betreuten und beratenen Betroffenen viele praktische Tipps und konkrete Hilfestellungen geben soll, um auf einfache und für die Betroffenen angenehme Weise den Ernährungszustand zu verbessern. Damit verbessert sich auch die körperliche Fitness und das Wohlbefinden und die Lebensqualität nehmen wieder zu. Dieses Buch richtet sich an alle, die mangelernährte Patienten professionell in ihrer Ernährungsberatung betreuen, aber auch an Betroffene selbst sowie deren Angehörige und Freunde, die bereit sind, sich zu engagieren und Verantwortung in Bezug auf eine nachhaltige Verbesserung des Ernährungszustandes zu übernehmen.

Die Entwicklung von Unter- beziehungsweise Mangelernährung hat für die betroffenen Menschen eine Vielzahl von schwerwiegenden negativen Folgen, wie die Schwächung der Immunkompetenz, die Zunahme von medizinischen Komplikationen wie Infektionen bis hin zur deutlich erhöhten Sterblichkeit. Aber auch die emotional-seelischen Konsequenzen, wie die Verschlechterung des Allgemeinbefindens und der Lebensqualität, oder die Verminderung der funktionellen und kognitiven Fähigkeiten sind nicht zu vernachlässigen. Vor diesem – auch wissenschaftlich gut belegten Hintergrund – ist es für die Betroffenen von höchster Wichtigkeit, dass sie selbst, Angehörige oder betreuende Ärzte Zeichen einer beginnenden Unter- und Mangelernährung frühzeitig erkennen und gezielt behandeln.

Der Inhalt dieses Buches ist das Resultat jahrelanger praktischer Erfahrungen in der Betreuung und Behandlung von Patienten mit Unter- und Mangelernährung. Es soll Ihnen helfen, eine Unter- beziehungsweise Mangelernährung bei Betroffenen rechtzeitig zu erkennen und mit einfach durchführbaren und wohlschmeckenden Maßnahmen effektiv gegenzusteuern. Dabei möchten wir Ihnen einfache Veränderungen nahe bringen, die sich im Alltag mit wenig Aufwand effektiv umsetzen lassen. So greifen unterernährte Menschen wieder mit Appetit zu – und das Gewicht sowie die Lebensqualität gehen langsam wieder nach oben!

Wir hoffen, dass die Anregungen und Rezepte in diesem Buch vielen Menschen, die durch Krankheit, Schicksalsschläge oder Alterungsprozesse Gewicht verloren haben, eine Hilfe sind. Wir wünschen Ihnen, dass Sie, Ihre Angehörigen oder die von Ihnen betreuten Patienten mithilfe der leckeren Rezepte wieder körperliche Substanz zulegen und dadurch Wohlbefinden, Leistungsfähigkeit und Lebensqualität zurückgewinnen.

Kassel, im Sommer 2012

Christian Löser
Angela Jordan
Ellen Wegner

Wegweiser durch dieses Buch

6 Schritte, um bei Untergewicht und Mangelernährung wieder fit zu werden

1. Liegt bei dem Betreffenden eine Mangelernährung vor? Der Fragebogen zur Selbsteinschätzung auf S. 21 gibt Aufschluss: Wird mehr als eine Frage mit »Ja« beantwortet, ist die ausreichende Versorgung mit Nährstoffen und Energie eventuell in Frage gestellt. Auf alle Fälle sollten Sie den weiteren Verlauf gut beobachten und eventuell über ein paar Tage ein Ernährungs- und Beschwerdeprotokoll führen lassen.
2. Welche Probleme erschweren die Ernährungssituation? Gehen Sie die Tabelle »Ursachen von Unter- und Mangelernährung« auf S. 15 durch. Fragen Sie gezielt bei jedem Punkt, ob derjenige davon betroffen ist. Überlegen Sie, wer Ansprechpartner für das vorliegende Problem sein könnte (z. B. Hausarzt, Zahnarzt, Sozial-/Pflegedienst).
3. Wie hoch ist der individuelle Energie- und Eiweißbedarf? Die Bedarfsberechnung finden Sie auf S. 39.
4. Welche Speisen und Getränke mag der Betreffende besonders gern? Lassen Sie sich inspirieren durch unsere Rezepte auf den S. 71–132. Vielleicht sind einige Lieblingsgerichte in Vergessenheit geraten, die Sie hier wiederentdecken. Manche unbekannte Rezepte wecken vielleicht Appetit.
5. Wie könnte ein persönlicher Tageskostplan aussehen? Anregungen bieten die Tageskostpläne auf den S. 134–137. Stellen Sie einen Tageskostplan entsprechend des Energie- und Eiweißbedarfs und der individuellen Vorlieben des Betreffenden zusammen. Ergänzen Sie gewohnte und lieb gewonnene Menüzusammenstellungen mit energiereichen Komponenten oder probieren Sie einfach mal neue Gerichte aus.
6. Der Betreffende hat etwas zugenommen und fühlt sich wieder fit und leistungsfähig? Dann geht es schrittweise zur gewohnten Kost zurück. Die Kost sollte sich nun wieder an den Empfehlungen zu einer gesunden, nicht mehr ganz so kalorienreichen Ernährungsweise orientieren. Hinweise hierzu finden Sie auf den S. 32–39.

Wir wünschen Ihnen viel Erfolg bei der Umsetzung und hoffen, dass die von Ihnen betreuten Betroffenen beziehungsweise Ihre Angehörigen mit den vorgestellten Maßnahmen und Rezepten wieder zu gutem Appetit und Freude beim Essen gelangen!

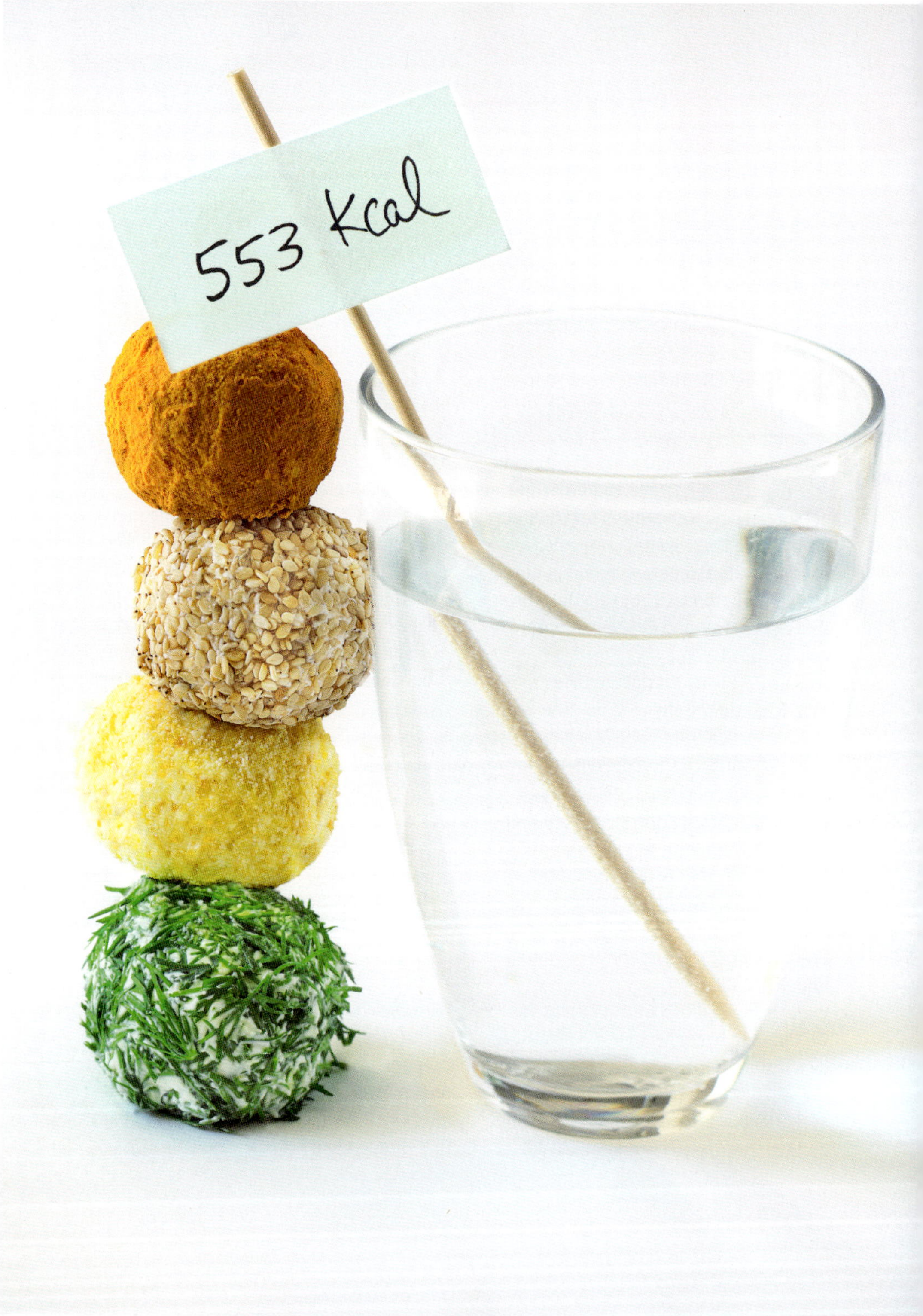
553 Kcal

Gesund zunehmen bei Mangelernährung

In unserer modernen übergewichtigen Wohlstandsgesellschaft stoßen Menschen mit Unter- und Mangelernährung oft auf Unverständnis. Doch eine starke Gewichtsabnahme und eine Unterversorgung mit wichtigen Nährstoffen wirken sich mindestens genauso negativ auf die Gesundheit aus wie Übergewicht. Wir zeigen Ihnen, wie Sie wirksam dagegen angehen.

Unter- und Mangelernährung

Unter- und Mangelernährung frühzeitig erkennen und mit individuell zugeschnittenen Maßnahmen effektiv behandeln – das ist absolut unverzichtbar für die Betroffenen. So kann mit Ernährung oft mehr erreicht werden als mit jeder Medizin. Die Betreffenden fühlen sich wieder wohl und haben Freude am Leben!

Schon die alten Römer wussten: »Mens sana in corpore sano« – »In einem gesunden Körper wohnt ein gesunder Geist«. Ein guter Ernährungszustand ist eine wesentliche Voraussetzung für die Gesundheit. Das immer weiter verbreitete Übergewicht, aber eben auch Unter- und Mangelernährung verschlechtern die Leistungsfähigkeit und verringern nachhaltig das körperliche und seelische Wohlbefinden.

Auch Krankheitskomplikationen treten häufiger auf, wenn der Patient schlecht ernährt ist. Daher ist es besonders wichtig, rechtzeitig zu erkennen, wenn sich eine Unter- und Mangelernährung entwickelt. Dann gilt es, effektiv gegenzusteuern. Hier ist die gezielte individuelle ernährungsmedizinische Behandlung nicht nur Teil der notwendigen Grundversorgung, sondern ein hocheffizientes therapeutisches Instrument.

Ob ein guter Ernährungszustand vorliegt, kann zum Beispiel mithilfe des sogenannten Body-Mass-Index (BMI) festgestellt werden. Er ist durch das Verhältnis von Körpergewicht zu Körpergröße definiert

Wissenschaftlich belegte klinische Folgen von Unter- und Mangelernährung

Es verschlechtern sich ...	Vermehrt treten auf ...
Immunkompetenz	allgemeine Komplikationen
Allgemeinbefinden	Infektionen, Krankheitsanfälligkeit
Leistungsfähigkeit	Wundheilungsstörungen, Dekubitus (Wundliegen)
psychische Verfassung	Immobilität, Stürze
Therapietoleranz (z. B. bei Chemotherapie oder Bestrahlung)	Hilfs- und Pflegebedürftigkeit
Lebensqualität	Gebrechlichkeit
medizinische Prognose von Krankheiten	Krankenhauseinweisung
	verzögerte Genesung von Krankheiten
	Todesfälle

(siehe S. 20). Liegt der BMI eines Menschen im Normalbereich, dann kann man davon ausgehen, dass der Ernährungszustand gut ist, wenn nicht gerade ein relevanter Gewichtsverlust vorliegt (siehe S. 19).

Was ist Mangelernährung?

Das Wort »Mangelernährung« wird von Fachleuten sehr unterschiedlich verwendet und es gibt im internationalen Sprachgebrauch noch keine verbindliche Definition. Grundsätzlich liegt immer dann eine Mangelernährung vor, wenn der Betreffende weniger Nahrung aufnimmt als er an Nährstoffen benötigt. Auch wenn die Nährstoffverwertung gestört ist oder es zu unkontrolliertem Abbau von Körpersubstanz kommt, entwickelt sich eine Mangelernährung.

Die Gefahr, dass sich eine medizinisch relevante Mangelernährung entwickelt, besteht vor allem bei schweren akuten oder chronischen Erkrankungen. Aber auch in Lebenskrisen und anhaltenden Belastungs- oder Stresssituationen kann sich der Ernährungszustand verschlechtern. Des Weiteren sind ältere Menschen besonders gefährdet – nachlassender Appetit sowie Geschmacksveränderungen beziehungsweise Kau- und Schluckprobleme, die mit zunehmendem Alter auftreten, sind hierfür die häufigsten Ursachen.

Ein schlechter Ernährungszustand – die verschiedenen Begriffe

Begriff	Definition
Mangelernährung	Alle Zustände, bei denen es zu einem Ungleichgewicht zwischen Nahrungszufuhr und Nährstoffbedarf, einer gestörten Nährstoffverwertung oder einem unkontrolliertem Abbau von Körpersubstanz kommt.
Unterernährung	Zustand einer unzureichenden Kalorienzufuhr mit primärer Reduktion der Körperfettmasse
Kachexie	»Auszehrung des Körpers«, komplexes metabolisches Krankheitsbild mit Gewichtsverlust sowie zusätzlich Verminderung der Muskelkraft, Müdigkeit, Entzündungsreaktionen und Verminderung der Körperzellmasse
Anorexie	Störung der Appetitregulation mit unzureichender Nährstoffzufuhr
Sarkopenie	Verlust von Muskelmasse und -kraft im Rahmen von physiologischen Alterungsprozessen mit zunehmender Minderung der Lebensqualität, steigendem Grad der Behinderung und zunehmend funktionellen Defiziten

Wie häufig ist Mangelernährung?

Leider tritt Unter- und Mangelernährung auch in den wohlhabenden westlichen Industriestaaten immer häufiger auf: Gut 25 % aller im Krankenhaus betreuten Patienten sind zum Zeitpunkt der stationären Aufnahme unter- oder mangelernährt. Während unabhängig lebende, gesunde Senioren nur selten betroffen sind, liegt das Risiko bei Bewohnern von Alten- und Pflegeheimen bei mehr als 50 %. Obwohl sich die Behandlungsmöglichkeiten in den letzten Jahren deutlich verbessert haben, ist die Häufigkeit von Unter- und Mangelernährung in den industrialisierten Staaten nicht gesunken.

Im Gegenteil: Aktuelle Studien belegen, dass die Häufigkeit weiter zunimmt. Die wichtigsten Gründe hierfür sind vermutlich die weitere Zunahme von chronischen Erkrankungen und der steigende Alterdurchschnitt der Gesamtbevölkerung.

Mangelernährung – wie kommt es dazu?

Die Ursachen für das Auftreten einer Unter- und Mangelernährung sind vielschichtig: Eine verminderte Nahrungsaufnahme, ein erhöhter Nährstoffbedarf oder

WISSEN

Risikogruppen für Mangelernährung

Unter- und Mangelernährung findet sich am häufigsten bei älteren und betagten Patienten sowie bei Patienten mit schweren chronischen Erkrankungen und Tumorleiden. Auf diese Patientengruppen muss daher in der medizinischen Betreuung ein besonderes Augenmerk gelegt werden, um eine Mangelernährung nicht zu übersehen.

- Ältere, betagte Patienten
- Tumorpatienten
- Patienten mit chronischen Lungenerkrankungen (Asthma, chronische Bronchitis)
- Patienten mit komplexen Grunderkrankungen (gleichzeitiges Vorliegen verschiedener Erkrankungen)
- psychische Erkrankungen (z. B. Depressionen, Demenz)
- einsame, isolierte Menschen
- körperlich eingeschränkte, zunehmend pflegebedürftige Menschen
- Patienten mit chronischen Verdauungskrankheiten (Magen, Darm, Leber, Pankreas)
- Personen mit chronischem Alkohol- oder Nikotinkonsum

eine gestörte Nährstoffverwertung können Gründe sein. Häufig kommen bei den betroffenen Menschen verschiedene Ursachen zusammen. Dabei kommen nicht nur rein medizinische Gründe infrage – vielfach spielen auch psychische Faktoren wie Depressionen oder Demenz, soziale Aspekte wie Geldmangel oder Einsamkeit sowie seelische Gründe wie Stress, Ängste, Lebenskrisen und Unzufriedenheit eine zentrale Rolle.

Darüber hinaus gibt es noch eine Menge vermeintlich einfacher Ursachen, die häufig unterschätzt werden und doch zum Teil vermeidbar sind: ein schlechter Zahn-

Ursachen von Unter- und Mangelernährung

Verminderte Nahrungszufuhr	Gestörte Nahrungsverwertung	Erhöhter Nährstoffbedarf
– chronische Entzündungen – chronische Organerkrankungen (Magen, Darm, Leber) – Entzündung oder Engstellen im Magen-Darm-Trakt – Bewegungsstörungen im Darm – Medikamente – chronische Schmerzen – Chemotherapie, Strahlentherapie – Veränderung des Geschmackssinns – Änderung des Geruchssinns – Kau- und Schluckstörungen – Übelkeit, Erbrechen – schlechter Zahnstatus, defekte Zahnprothese – psychosoziale Probleme wie Depression, Demenz, Trauer, Einsamkeit – Probleme bei Kauf, Zubereitung und Einnahme von Nahrung – Geldmangel – soziale Isolation	– Bauchspeicheldrüsenerkrankungen – Dünndarmerkrankungen wie Zöliakie oder Kurzdarmsyndrom – operative Resektionen an Magen und Darm – chronischer Durchfall – bakterielle Fehlbesiedlung – Nahrungsmittelunverträglichkeiten wie Milchzucker- oder Fruchtzuckerintoleranz	– Tumorerkrankungen – chronische Infektionen – schwere Traumata – Organerkrankungen wie Leberzirrhose – Schilddrüsenüberfunktion – Alkoholismus, Nikotinkonsum

status, eine defekte Zahnprothese, die zunehmende Unfähigkeit, für sich selbst Nahrung einzukaufen und zuzubereiten, altersbedingte Geschmacksänderungen, Schluckstörungen und chronischer Alkohol- oder Nikotinkonsum.

Tipp

Der zentrale Schritt in der Behandlung einer Unter- beziehungsweise Mangelernährung ist, dass die Betroffenen, ihre Angehörigen oder betreuende Personen wie Hausärzte oder Ernährungsberater die jeweils individuell zugrunde liegenden Ursachen frühzeitig erkennen und konsequent behandeln.

Irmgard W., 74 Jahre

» Plötzlich wurde ich gebrechlich …

Karin S meldet sich in der ernährungsmedizinischen Sprechstunde. Sie macht sich große Sorgen um ihre Mutter, die 74-jährige Irmgard W.: »Meine Mutter war immer richtig fit, dynamisch, lebenslustig und gesund. Vor 6 Jahren war sie auch noch ziemlich »kräftig«; sie wog 83 kg bei einer Größe von 1,63 m (BMI 31 kg/m^2). Aufgrund ihres Übergewichtes hat sie sich jahrelang jegliches Naschen versagt und darauf geachtet, nur 3 Mahlzeiten am Tag zu essen. Doch dann starb vor 6 Jahren mein Vater – und damit begann sich allmählich alles zu ändern. Verständlicherweise nahm der Tod ihres Mannes meine Mutter sehr mit; phasenweise war sie regelrecht depressiv. Innerhalb von 3 Jahren hat sie 9 kg abgenommen (BMI 27,5 kg/m^2)! Dann kam noch eine schwere Lungenentzündung dazu, von der sie sich nur ganz langsam erholt hat. Durch die Lungenentzündung hat meine Mutter noch einmal 7 kg abgenommen, wobei sie davon nur 1 kg mühsam wieder zunehmen konnte (BMI 25,2 kg/m^2). In den letzten 2 Jahren hat sie sich immer weiter zurückgezogen. Immer wieder sagt sie, sie habe keinen Appetit. Und tatsächlich hat sie noch weiter abgenommen, inzwischen sind es wohl noch einmal 4 kg.«
Und damit nicht genug – Karin S. berichtet weiter: »Vor 2 Monaten ist meine Mutter gestürzt und hat sich einen Schenkelhalsbruch zugezogen, der operiert werden musste. Gleichzeitig hatte sie auch noch eine schwere Bronchitis; daher kam sie nur ganz langsam wieder auf die Beine. Bei der Entlassung aus der Reha-Klinik hatte sie noch einmal 5 kg Körpergewicht verloren. (BMI 21,9 kg/m^2). Ich mache mir wirklich Sorgen um meine Mutter … sie ist so schlapp, hat gar keine Lust mehr, etwas zu unternehmen. Und mit ihrer Hüfte wird es auch nicht wirklich besser, trotz Krankengymnastik. Kürzlich hatte meine Mutter dann auch noch eine Grippe. Als sie krank war, hat sie fast gar nichts gegessen und deswegen 3 kg abgenommen. Jetzt wiegt sie nur noch 56 kg – im Vergleich zu früher ist sie damit doch fast abgemagert! (aktueller BMI 20,8 kg/m^2).«

Obwohl sich ihre Tochter regelmäßig um sie kümmert, ist Irmgard W. antriebsarm, wenig aktiv und mit ihrer ganzen Lebenssituation unzufrieden. Außerdem ist es ihr unangenehm, dass sie nun von der Hilfe ihrer Tochter abhängig ist. Kein Wunder, dass sich ihre Tochter Karin ernsthafte Sorgen macht und professionellen Rat sucht, wie sie ihrer Mutter im häuslichen Umfeld helfen kann, dabei aber ihren eigenen Verpflichtungen gegenüber ihrer Familie mit 2 Kindern weiter zufriedenstellend nachkommt.

Wie äußert sich Mangelernährung?

Der fortschreitende Gewichtsverlust ist nur eine der Auswirkungen einer Unter- und Mangelernährung. Darüber hinaus treten ganz verschiedene körperliche Symptome auf – beispielsweise nimmt die Muskelkraft und -koordination ab, die Haut wird dünn und empfindlich und das Immunsystem ist geschwächt. Negative Auswirkungen einer Mangelernährung auf verschiedenste Organe und Organsystem sind jedoch nicht das Einzige; auch die Psyche leidet: Von Konzentrationsschwäche bis zu depressiven Verstimmungen können die Folgen einer Unterernährung reichen. Bei jedem Betroffenen muss kritisch auf die verschiedenen Beschwerden (Tab. unten) geachtet werden.

Wenn die Mangelernährung rechtzeitig erkannt und gezielt behandelt wird, lassen sich diese Beschwerden aber auch wieder deutlich und nachhaltig verbessern – dies belegen systematische wissenschaftliche Untersuchungen. Auch unter diesem Aspekt ist aus medizinischer Sicht das Vermeiden beziehungsweise frühzeitige Behandeln von Unter- und Mangelernährung effektiver Teil einer medizinischen Therapie.

Organmanifestationen und Folgen von Unter- und Mangelernährung

Organsystem	Auswirkung
Muskulatur	reduzierte Muskelmasse und -kraft Störungen im Bewegungsablauf verzögerte Rehabilitation erhöhtes Sturzrisiko
Haut	zunehmend dünne, blasse, unelastische Haut verzögerte Wundheilung erhöhtes Risiko für Druckgeschwüre und »Wundliegen«
Skelett	verminderte Knochendichte vermehrte Knochenbrüche

Organsystem	Auswirkung
Immunsystem	Verminderung der Immunkompetenz erhöhte Infektanfälligkeit erhöhte Komplikationsrate verzögerte Genesung verzögerte Wund- und Infektheilung Vitamin- und Mineralstoffdefizite
Gastrointestinaltrakt	gesteigerte Stuhlfrequenz, Durchfall zunehmender Abbau der Schleimhaut Fehlverdauung
Zentralnervensystem, Psyche	neurologische Störungen Reizbarkeit, Schwäche, Apathie depressive Verstimmung, Ängstlichkeit Introvertiertheit Konzentrationsschwäche
Lunge	reduzierte Lungenkapazität Abnahme der Atemmuskulatur schwächere, kürzere Atemzüge erhöhte Anfälligkeit für Lungenentzündungen
Herz	reduzierte Herzleistung Herzrhythmusstörungen
Niere	Störungen des Elektrolyt-, Flüssigkeits- und Säure-Basen-Haushalts erhöhte Infektrate der Harnwege erhöhter Anfall von Harnstoff durch Abbau von Muskel- und anderem Gewebe
Allgemeinbefinden	zunehmende Schwäche, Gebrechlichkeit Müdigkeit, Antriebslosigkeit, Reizbarkeit Verlust von Lebensfreude vermehrte Schmerzempfindlichkeit vermehrte Hilfs- oder Pflegebedürftigkeit verminderte Lebensqualität

Irmgard W., 74 Jahre

»... ein Teufelskreis ohne Ausweg?

Die Geschichte von Irmgard W. ist typisch. Sie zeigt, wie stark Schicksalsschläge und Krankheiten im Laufe des Älterwerdens den Ernährungszustand und damit die körperliche und seelische Verfassung eines Menschen beeinflussen können – insbesondere, wenn mehrere solcher Faktoren zusammenkommen: Da ist zum einen der Tod des geliebten Ehemannes mit der lang anhaltenden Trauer und depressiven Phasen, zum anderen entwickelt sich daraus Zurückgezogenheit und soziale Isolation. Dazu kommt eine schwere Lungenentzündung mit langsamer Genesung, der Schenkelhalsbruch, von dem sie sich schlecht erholt, und die immer wiederkehrenden Erkältungskrankheiten und depressiven Verstimmungszustände. Solche Ereignisse setzen eine Teufelskreis in Gang: Sie bewirken einen Gewichtsverlust, auf diesen folgt zunehmende Antriebslosigkeit und Leistungsminderung; daraus ergibt sich weiterer Gewichtsverlust sowie Unzufriedenheit mit der Lebenssituation und wechselnde depressive Verstimmungen.
Um diesen Teufelskreis zu durchbrechen, brauchen Betroffene eine gehörige Portion Eigeninitiative, die sie oft nicht aufbringen oder aufbringen können. Oder die aktive Unterstützung von außen – von Angehörigen, Freunden, Pflegekräften oder dem betreuenden Hausarzt. Hier kann Irmgard W. froh sein, dass ihre Tochter Karin engagiert die Initiative ergreift, um ihr zu helfen.

Wie erkenne ich Mangelernährung rechtzeitig?

Ein guter Ernährungszustand ist Voraussetzung und Ausdruck von Gesundheit. Umgekehrt kann ein schlechter Ernährungszustand die Folge einer Erkrankung, aber auch die Ursache von Krankheiten sein. Daher ist es so wichtig für die betroffenen Menschen, eine Mangelernährung frühzeitig zu erkennen. Das zentrale Kriterium für das Erkennen einer Unter- und Mangelernährung ist ein fortschreitender Gewichtsverlust. Daher sollte man bei älteren Menschen, Patienten mit chronischen Erkrankungen oder anderen Risikofaktoren insbesondere auf die Entwicklung des Körpergewichtes achten. Dabei ist die Veränderung des Körpergewichtes im Verlauf der Zeit sehr viel aussagekräftiger als das absolute Körpergewicht. In einer immer übergewichtiger werdenden Gesellschaft würde man durch alleinige Erfassung des aktuellen Körpergewichtes beziehungsweise Body-Mass-Indexes die vielen Menschen falsch einschätzen, die trotz eines bedeutsamen Gewichtsverlustes immer noch übergewichtig sind. Auch diese Personen brauchen trotz ihres immer noch hohen Körpergewichtes eine gezielte ernährungsmedizinische Betreuung.

Gerade alte, betagte und chronisch kranke Menschen sollten nicht abnehmen und benötigen bei eintretendem Gewichtsverlust aus medizinischer Sicht unbedingt eine intensive Ernährungsbetreuung, selbst wenn sie objektiv gesehen trotz des Gewichtsverlustes noch übergewichtig sind.

Body-Mass-Index (BMI)

$$\text{Body-Mass-Index} = \frac{\text{Körpergewicht (in kg)}}{\text{Körpergröße (in m)}^2}$$

Normalgewicht: BMI 18,5–25 kg/m²

Für ältere Menschen sind höhere BMI-Werte bis 29 kg/m² als Normalgewicht zu betrachten!

Untergewicht: BMI < 18,5 kg/m²
Für ältere Menschen: BMI < 20 kg/m²
Übergewicht: BMI > 25 kg/m²
Adipositas: BMI > 30 kg/m²

Beispiel:
Eine Frau mit einer Körpergröße von 1,68 m wiegt aktuell 65 kg. Der BMI berechnet sich folgendermaßen:

$$\text{BMI} = \frac{65\ \text{kg}}{(1{,}68\ \text{m})^2} = 23\ \text{kg/m}^2 = \text{Normalgewicht}$$

Gewichtsverlust erkennen

Die erste Maßnahme, um einen zunehmenden Gewichtsverlust festzustellen, ist das regelmäßige Wiegen im Zeitverlauf. Genauso wichtig sind jedoch einige indirekte Zeichen, auf die Angehörige von Risikopatienten achten sollten: Die Kleidung passt nicht mehr und sitzt zu weit, der Gürtel wird deutlich enger geschnallt (»Gürtelzeichen«), der Betreffende hat weniger Interesse an bisherigen Lieblingsspeisen, klagt über Geschmacks- und Geruchsveränderungen, auftretende Kau- und Schluckstörungen, eine Verschlechterung des Zahnstatus oder eine schlecht sitzende Zahnprothese. Auch Klagen über nahrungsinduzierte Beschwerden, wie Übelkeit, Erbrechen, Blähungen oder Durchfall sollten bei Menschen mit dem Risiko für die Entwicklung von Unter- und Mangelernährung sensibel beobachtet und verfolgt werden.

Auch ein kritischer Blick auf typische Körpermerkmale kann wichtige Hinweise für eine entstehende Unter- und Mangelernährung geben: Verminderung des Unterhautfettgewebes, eingefallene Wangen, schlaffe Hautfalten an Rücken, Bauch und Armen, dünne Oberarme und Beine, hervorstehende Rippen- und Schulterknochen und besonders die Rückbildung der kleinen Hand- und Kaumuskulatur sind typische Zeichen für einen Eiweißmangel im Rahmen der Verschlechterung des Ernährungszustandes. Auch an Haut, Haaren, Fingernägeln, Schleimhäuten, Zunge oder an den Augen können einzelne Nährstoffmängel in Erscheinung treten: Entzündung oder Fissuren im Lippen-Mund-Bereich bei Vitamin-B-, Eisen- oder Proteinmangel, Hautblutungen bei Vitamin-A- und Vitamin-C-Mangel, Hautblässe bei Eisen-, Folsäure-, Vit-

PRAXIS

Fragebogen zur Selbsteinschätzung: Liegt eine Mangelernährung vor?

- Habe ich in den letzten Monaten Gewicht verloren? Wenn ja, wie viel etwa?
- Habe ich in den letzten Wochen weniger gegessen?
- Hat sich mein Essverhalten beziehungsweise mein Appetit verändert?
- Sitzt die Zahnprothese gut?
- Riechen oder schmecken Speisen meinem Empfinden nach anders als früher?
- Treten während oder nach dem Essen Beschwerden wie Übelkeit, Erbrechen, Bauchschmerzen, Blähungen oder Durchfall auf?
- Habe ich in letzter Zeit unwissentlich den Hosengürtel enger geschnallt?
- Ist mir meine Kleidung zu groß geworden oder sitzt sie lockerer als bisher?
- Fühle ich mich zunehmend leistungsgemindert, antriebslos, schlapp oder interesselos?
- Haben sich mein mimischer Gesichtsausdruck, die Muskelstruktur am Handrücken, mein muskuläres Profil an Armen und Beinen, die Menge des Unterhautfettgewebes oder meine Muskelkraft verschlechtert?

Haben Sie mehr als eine Frage mit »Ja« beantwortet, ist die ausreichende Versorgung Ihres Körpers eventuell infrage gestellt. Sie sollten den weiteren Verlauf gut beobachten und eventuell über ein paar Tage ein Ernährungs- und Beschwerdeprotokoll führen. Versuchen Sie, die tatsächlich verzehrten Mengen mit dem zu vergleichen, was Sie früher gegessen haben. Schnell werden Sie merken, ob es Versorgungslücken gibt. Um diese zu schließen, soll Ihnen dieses Buch helfen. Wenn Sie sich nicht sicher sind, fragen Sie doch einfach Ihren Hausarzt oder Ihre Ernährungsberaterin.

amin-B_{12}-Mangel oder Anämie sowie Wundheilungsstörung bei Vitamin-C-, Protein- oder Zinkmangel.

Ein anhaltender ungewollter Gewichtsverlust sollte immer durch den behandelnden Hausarzt medizinisch abgeklärt werden.

Warum sollte rasch gehandelt werden?

Für die meisten kranken und gebrechlichen Menschen bedeutet jedes Kilogramm Gewichtsverlust eine deutliche Einbuße an Lebensqualität. Je weiter eine Unter- und Mangelernährung voranschreitet, desto schwieriger wird es, den Gewichtsverlust zu stoppen und wieder eine ausgeglichene oder anabole Stoffwechselsituati-

WISSEN

Wann muss Mangelernährung behandelt werden?

- Ein unbeabsichtigter fortschreitender Gewichtsverlust ist das entscheidende Leitsymptom von Unter- und Mangelernährung, das absolute Körpergewicht ist nicht primär entscheidend.
- Ein unbeabsichtigter Gewichtsverlust von mehr als 10 % des Körpergewichts in den vorangegangenen 6 Monaten oder mehr als 5 % in 3 Monaten gilt als signifikant und ist nach heutigem Wissensstand mit einem drastisch ungünstigeren klinischen Verlauf und schlechter Prognose assoziiert.
- Bei älteren Menschen, chronisch Kranken oder Risikopatienten sollte jeder Gewichtsverlust frühzeitig erkannt und rechtzeitig durch individuell geeignete Maßnahmen behandelt werden.
- Bei diesen Menschen muss ein fortschreitender Gewichtsverlust auch dann konsequent behandelt werden, wenn die Betroffenen trotz des Gewichtsverlustes noch übergewichtig sind.

on herzustellen. Bei älteren und chronisch kranken Menschen ist es auch unter gezielter ernährungsmedizinischer Betreuung schwierig, einmal verlorene körperliche Substanz wiederzugewinnen. Daher ist es umso wichtiger, einen ungewollten Gewichtsverlust frühzeitig zu erkennen und durch etablierte Ernährungsinterventionen gezielt zu behandeln.

Tipp

Eine zu spät eingeleitete Ernährungsbetreuung kann den Gewichtsverlust oft nur noch abbremsen und nur selten ganz stoppen; das einmal verloren gegangene Körpergewicht kann meist nicht wieder zurückgewonnen werden. Und – Ernährungsbetreuung ist umso effizienter, je früher man sie einsetzt!

Mangelernährung – grundsätzliche Behandlungsstrategien

Den Teufelskreis aus Appetitlosigkeit, Gewichtsverlust und Mangelernährung zu durchbrechen – das ist zwar schwierig, aber keinesfalls eine unlösbare Aufgabe. Durch eine gezielte individuelle Betreuung und eine Vielzahl relativ einfacher Maßnahmen essen die Betroffenen wieder mehr und fühlen sich wieder zunehmend wohler.

Es gibt eine Vielzahl von allgemeinen und speziellen Maßnahmen, mit denen Sie einen ungewollten Gewichtsverlust effektiv behandeln können. Ziel der Betreuung und der ernährungsmedizinischen Behandlung dieser Menschen ist die Steigerung der Energie- und Nährstoffzufuhr und damit der Erhalt beziehungsweise die

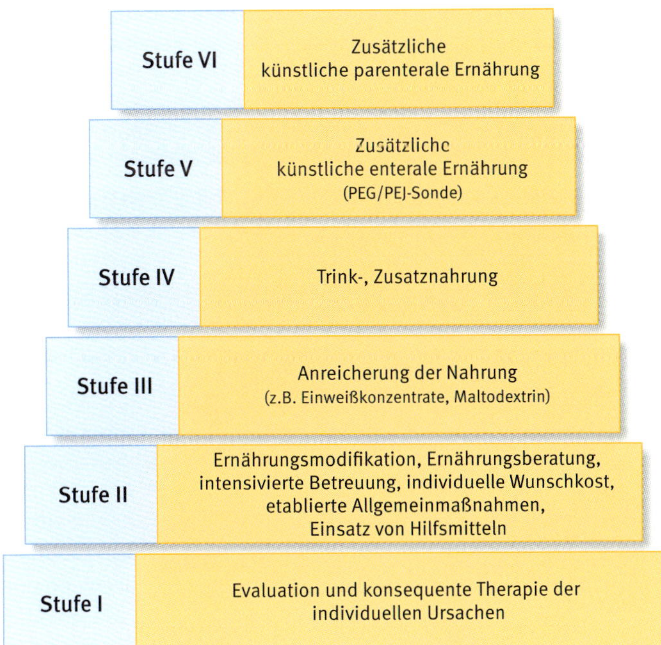

▶ Von Fachgesellschaften empfohlenes Stufenschema zur effektiven Behandlung der Unter- und Mangelernährung (modifiziert nach Chr. Löser).

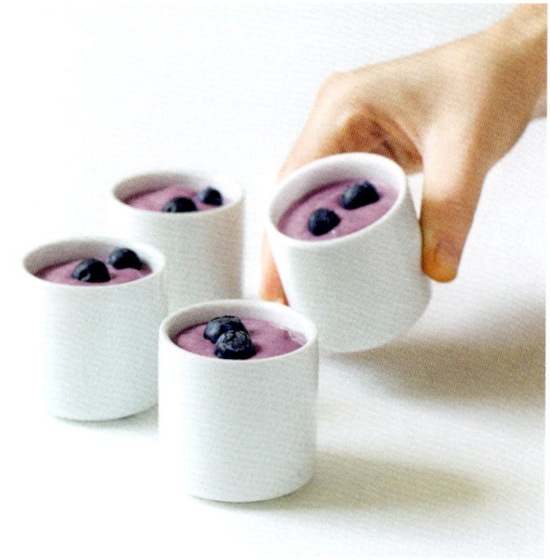

Verbesserung des Ernährungszustandes. Dadurch bleiben die körperlichen Funktionen erhalten, die Betroffenen bleiben geistig aktiv und die Lebensqualität steigt wieder.

Die Grundlage für die praktischen Maßnahmen in der Ernährungsbetreuung von mangelernährten Menschen ist die Stufenpyramide (s. Abb. S. 23). Diese wird in leicht abgewandelter Form auch in den gültigen Leitlinien der zuständigen Fachgesellschaften empfohlen – zum Beispiel der Deutschen Gesellschaft für Ernährungsmedizin (DGEM), der Europäischen Gesellschaft für klinische Ernährung und Stoffwechsel (ESPEN) und der Deutschen Gesellschaft für Geriatrie (DGG).

Die in der Stufenpyramide dargestellten Behandlungsstrategien gelten grundsätzlich für alle Patienten mit voranschreitender Unter- beziehungsweise Mangelernährung, egal, auf welche Ursache diese zurückzuführen ist – sei diese nun Krebs, eine andere Erkrankung oder Ernährungsprobleme, die mit dem Alter einhergehen. Um für die betroffenen Personen den bestmöglichen Nutzen zu gewährleisten, müssen zwei grundsätzliche Voraussetzungen erfüllt sein:

- Erstens müssen betreuende Angehörige, gegebenenfalls betreuendes Pflegepersonal, verantwortlicher Hausarzt und fachspezifische Ernährungsberatung konstruktiv zusammenarbeiten.
- Zweitens muss für den Einzelnen auf der Basis des Stufenschemas die adäquate Betreuungs- und Behandlungsstufe ausgewählt werden. Hier gilt es, die Vielzahl der zur Verfügung stehenden Maßnahmen zu kennen und für den Betroffenen gezielt auszuwählen.

Stufe I – Ursachen gezielt behandeln

Natürlich steht am Anfang der individuellen Betreuung immer die Frage, welche Ursachen für die Mangelernährung bei der einzelnen Person vorliegen. Es ist beispielsweise nicht sinnvoll, eine gezielte Ernährungsintervention einzuleiten, wenn die einzige Ursache eine Kauunfähigkeit bei marodem Zahnstatus oder schlecht sitzender Zahnprothese ist. Hier gilt es im Einzelfall kritisch zu überprüfen, ob die oben aufgeführten Ursachen vorliegen (siehe Tabelle auf S. 15). Bei einem

Fragebogen

Versorgung mit Essen	ja	nein
Steht abwechslungsreiches Essen in genügender Menge zur Verfügung?	☐	☐
Gibt es Probleme beim Einkaufen oder beim Transport von Nahrungsmitteln beziehungsweise bei der Bevorratung?	☐	☐
Kann das Essen selbstständig zubereitet und gegessen werden?	☐	☐
Gibt es im Umfeld der Nahrungsaufnahme störende oder beeinflussende Faktoren?	☐	☐
Gibt es Hinweise auf psychische oder stressbedingte Einflussfaktoren?	☐	☐
Liegen spezifische Unverträglichkeiten gegenüber Nahrungsmitteln vor?	☐	☐
Haben sich der Appetit oder die Geschmacks- beziehungsweise Geruchswahrnehmung verändert?	☐	☐

ungewollten, anhaltenden Gewichtsverlust sollte der betreuende Hausarzt immer überprüfen, ob medizinische Ursachen und spezifische Erkrankungen zugrunde liegen. Es bietet sich zudem an, den Zahnarzt frühzeitig in die Abklärung mit einzubeziehen.

Stufe II – Individuelle Ernährungsmodifikationen

Es scheint selbstverständlich zu sein dennoch ist die grundlegende Voraussetzung für die Verbesserung der täglichen Nährstoff- und Kalorienzufuhr oft nicht gegeben: Die Betreffenden müssen regelmäßig Zugang zu ausreichend Speisen haben, die ihnen gut schmecken. Es ist also enorm wichtig, bei der Beratung von mangelernährten Personen die individuellen Vorlieben zu berücksichtigen. Wenn Sie einen Patienten oder seine Angehörigen beraten, fragen Sie also gezielt nach, welche Lebensmittel und Speisen der Einzelne gern isst.

Menschen mit Unter- und Mangelernährung haben oft wenig Appetit und können nur kleine Essensmengen zu sich nehmen; angesichts üppiger Mahlzeiten »schnürt es ihnen die Kehle zu«. Daher sollten die Lebensmittel und Speisen eine hohe Energiedichte aufweisen – also einen hohen

WISSEN

Veränderung der Ernährung

- frische, nährstoffreiche Lebensmittel bevorzugen
- nach Absprache mit dem betreuenden Arzt beziehungsweise Ernährungsberater einen individuellen Ernährungsplan erstellen
- mehrere kleine Mahlzeiten bevorzugen
- Versorgung mit energiereichen Zwischenmahlzeiten, Fingerfood zum selbständigen Essen
- Konsistenz der Nahrung den individuellen Bedürfnissen anpassen (z.B. Obst zerkleinern, Brot ohne Rinde)
- eventuell zusätzliches Anreichern der Speise mit Energieträgern wie hochwertigen Eiweißkonzentraten oder Maltodextrin (Bezugsquellen siehe S. 140)
- zusätzlicher Einsatz von vollbilanzierten Trinknahrungen als Zwischenmahlzeit

Gehalt an Nährstoffen und Energieträgern in kleinen Portionen beinhalten. Hierin liegt der entscheidende Unterschied zu den üblichen Ernährungsempfehlungen für gesunde Menschen. Dieses Buch bietet Ihnen viele attraktive Vorschläge für Speisen mit hoher Energiedichte. Sie finden sie im Rezeptteil ab S. 61.

Stufe III – Energiedichte steigern

Um die Energiedichte zu erhöhen, können Sie – beziehungsweise die Betroffenen – die Wunschkost zusätzlich mit hochwertigen Eiweißkonzentraten anreichern. Diese werden nach Bedarf unter die Speisen gerührt und sind geschmacklich neutral. Erhältlich sind sie in Apotheken und Drogerien (Bezugsquellen siehe S. 140). Neben den heute verfügbaren hochwertigen Eiweißkonzentraten kann auch Maltodextrin als kostengünstiges, geschmacks- und geruchsneutrales Kohlenhydrat als zusätzlicher Energieträger verwendet werden. Durch diese Energieanreicherung kann die tägliche Energiezufuhr gesteigert werden, ohne die Menge der zu essenden Speisen zu erhöhen.

Auch kann es durchaus sinnvoll sein, zur besseren Übersicht und Kontrolle für den einzelnen Betroffenen einen individuellen Speise- und Trinkplan zu erstellen. In diesem Kostplan – beziehungsweise in der täglichen Mahlzeitenfolge – sollte man regelmäßig hochwertige Zwischenmahlzeiten einplanen. Diese kann der Betroffene selbst oder seine betreuenden Angehörigen beziehungsweise Pflegekräfte in vielen verschiedenen attraktiven Formen und Varianten herstellen. Besonders gut eignen sich hierzu frisch hergestellte, energie- und nährstoffdichte Shakes – Vorschläge hierfür finden Sie ab S. 94. Auch diese Zwischenmahlzeiten können mit hochwertigen Eiweißkonzentraten oder Maltodextrin angereichert werden. Weitere detaillierte Tipps für eine individuelle, hochwertige Wunschkost werden in den folgenden Kapiteln ausführlich erläutert.

Bewährte Allgemeinmaßnahmen

Sicher ist die Versorgung des Einzelnen mit einer attraktiven, energiedichten und hochwertigen Wunschkost die Grundvoraussetzung zur Behandlung einer Mangelernährung – doch die Nahrung selbst ist nicht das einzige, was es zu beachten gilt. Um die Speisen herum gibt es eine Vielzahl von Allgemeinmaßnahmen, die dazu

PRAXIS

Allgemeinmaßnahmen zur Steigerung der individuellen Nahrungsaufnahme

- Schaffung einer ruhigen, angenehmen Atmosphäre während des Essens
- langsam essen, sich Zeit nehmen
- Ablenkungen und Störungen während des Essens vermeiden (z. B. Fernsehen), dem Essen Aufmerksamkeit schenken
- Mahlzeiten – wenn möglich – in Gesellschaft mit anderen Menschen einnehmen
- durch individuelle Zuwendung Motivation zum Essen schaffen
- in bequemer aufrechter Sitzhaltung mit lockerer Kleidung essen
- gezielt auf ausreichendes Kauen und vollständiges Herunterschlucken der Speise achten
- gezielt mögliche Kau- oder Schluckstörungen erfassen, gegebenenfalls individuelle Beratung bei auftretenden Ernährungsproblemen
- eventuell professionelle Unterstützung in Anspruch nehmen (Einkaufs- und Zubereitungshilfen, Versorgung über ambulante Caterer usw.)
- körperliche Aktivität und Bewegung aktiv fördern; wenn möglich, täglich an die frische Luft gehen, kleine Spaziergänge organisieren
- Speise geschmackvoll zubereiten und optisch attraktiv anbieten
- gegebenenfalls einen Aperitif oder ein Glas Wein vor dem Essen anbieten
- auf individuelle Nahrungsunverträglichkeiten achten
- auf ausreichende Flüssigkeitszufuhr achten
- wenn notwendig, individuelle Esshilfen bereitstellen

beitragen können, die Nahrungsaufnahme zu fördern. Einige dieser Maßnahmen hören sich auf den ersten Blick einfach und möglicherweise banal an. Allerdings sind sie äußerst wirkungsvoll – das bestätigen nicht nur jahrelange Erfahrungen aus der Praxis, sondern mittlerweile auch eine Vielzahl von wissenschaftlich fundierten Untersuchungen. Daher sollten Sie unbedingt bei jedem Betroffenen überprüfen, ob die im Kasten dargestellten Allgemeinmaßnahmen umgesetzt sind oder ob diesbezüglich im jeweiligen Einzelfall weitere Optimierungsmöglichkeiten bestehen.

Gerade bei älteren alleinstehenden Personen oder älteren Ehepaaren müssen die Angehörigen und der betreuende Hausarzt darauf achten, wie die Beschaffung und die Zubereitung der täglichen Nahrung erfolgt und ob die individuell notwendige Versorgung gewährleistet ist. Angehörige sollten hier unbedingt nachfragen und gezielt auch einen Blick in den Kühl- und Vorratsschrank werfen. Sensible Beobachtungen, zum Beispiel beim gemeinsamen Essen bei dem Betroffenen zuhause, sowie vor allem aktives, feinfühliges Nachfragen helfen, individuelle Probleme im Umkreis der täglichen Ernährung aufzudecken.

Wussten Sie, dass mehrere wissenschaftliche Studien überzeugend belegen, dass ältere Menschen im Rahmen einer gemeinsam mit anderen eingenommenen Mahlzeit signifikant mehr essen und einen deutlich besseren Ernährungszustand haben als Menschen, denen man dieselbe Speise allein anbietet? Dass die Atmosphäre, in der wir essen, einen wesentlichen Einfluss auf die Menge der verzehrten Nahrung hat, belegt auch folgendes interessantes Experiment: Allein die Anschaffung eines Aquariums für den gemeinsamen Speisesaal steigerte die tägliche Nahrungsaufnahme um mehr als 20 % im Vergleich zu einem Speisesaal, in dem lediglich ein Poster angebracht war, das ein Aquarium darstellte. Dies belegt eine groß angelegte Studie an Patienten mit Alzheimer-Demenz. Sie sehen: Auch vermeintlich banale Maßnahmen können einen großen Erfolg haben, der sogar wissenschaftlich gut belegbar ist.

Einsatz von Hilfsmitteln

Oft sind es körperliche Gebrechen und Behinderungen, die einer eigenständigen Versorgung mit Nahrungsmitteln im Weg stehen und das Essen erschweren. Sie verursachen damit eine reduzierte Nahrungs- und Kalorienaufnahme. Dies gilt insbesondere für Patienten mit orthopädischen, neurologischen oder rheumatischen Erkrankungen, die zu einer eingeschränkten beziehungsweise behinderten Funktion von Arm, Hand oder Fingern führen. Für diese Personen gibt es Küchen- und Greifhilfen, spezielle Bestecke und Ess- und Trinkhilfen (Bezugsquellen siehe S. 140). Diese machen es möglich, unabhängig von der Hilfe anderer selbständig zu essen und

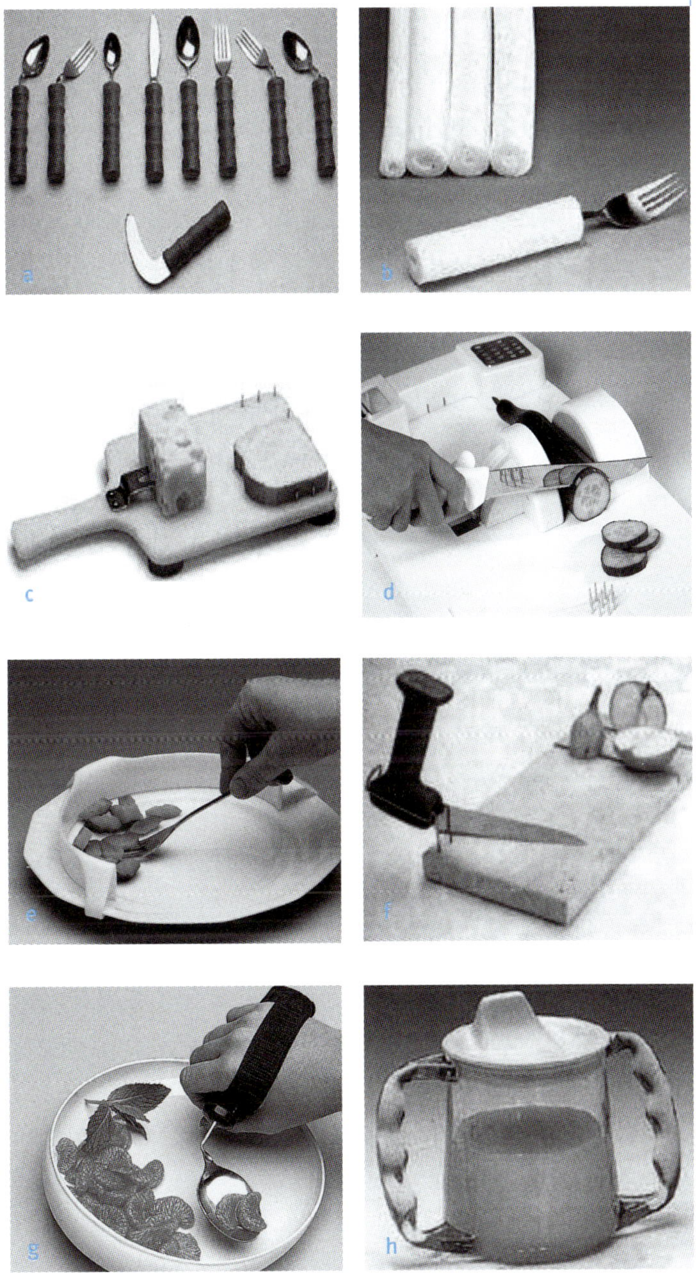

▶ Gängige Hilfsmittel zur Verbesserung der individuellen Nahrungsaufnahme (mit freundlicher Genehmigung von Thomas-Hilfen, Bremerförde)

a gebogenes Besteck mit Griffverstärkung
b Moosgummigriff
c Frühstücksbrett zum Arbeiten mit einer Hand
d Schneidehilfe
e Tellerranderhöhung zur Nahrungsaufnahme mit einer Hand
f Fixiertes Messer bei eingeschränkter Handfunktion
g Besteck mit Griffband und Tellerranderhöhung
h Schnabelbecher mit 2 Griffen

viele Aufgaben des Alltags wieder selbst zu bewältigen. Beraten Sie den jeweilig Betroffenen, welche Hilfsmittel es gibt und welche im Einzelfall hilfreich sein können. Fragen Sie in einem erfahrenen Sanitätshaus in Ihrer Nähe nach. Adressen von Hilfsmittelanbietern finden Sie außerdem im Anhang.

Wann helfen, wann schaden Medikamente?

Immer wieder wird die Frage gestellt, ob bestimmte Medikamente gezielt den Appetit anregen und die individuelle Nahrungsaufnahme steigern können. Zu dieser Fragestellung sind in der Tat viele wissenschaftliche Untersuchungen durchgeführt worden. Nach heutigem Kenntnisstand der Wissenschaft kann hierzu allerdings keine konkrete Empfehlung ausgesprochen werden! Einige Erfolg versprechende Substanzgruppen werden zurzeit weiter erforscht.

Andererseits ist es wissenschaftlich belegt, dass die kombinierte Einnahme verschiedener Arzneimittel eine wesentliche Ursache für Appetitverlust ist. Somit können Medikamente – vor allem in Kombination – zur Entwicklung von Unter- und Mangelernährung beitragen. Bei Patienten mit nachgewiesener Unter- und Mangelernährung (oder einem Risiko dafür) muss der betreuende Hausarzt unbedingt kritisch überprüfen, ob die jeweils verordneten Medikamente unentbehrlich sind. Wenn mehrere oder komplexe Grunderkrankungen und eine Mangelernährung vorliegen, sollte die individuelle medikamentöse Therapie auf das medizinisch absolut Notwendige begrenzt werden.

Stufe IV – Trink- und Zusatznahrung

Regelmäßige, hochwertige Zwischenmahlzeiten können die Nährstoff- und Energiezufuhr deutlich verbessern. Als Zwischenmahlzeit eignen sich die in der Tabelle auf S. 43 aufgeführten Lebensmittel sowie frisch hergestellte Shakes in verschiedenen Geschmacksrichtungen besonders gut (siehe S. 94 ff.).

Wenn es den Betroffenen beziehungsweise ihren Angehörigen nicht möglich ist, solche Zwischenmahlzeiten selbst herzustellen, können sie alternativ auf industriell hergestellte, vollbilanzierte Trink- und Zusatznahrungen zurückgreifen. Viele Hersteller bieten Trink- und Zusatznahrungen in verschiedenen Geschmacksrichtungen in Portionen von 200 bis 250 ml als bilanzierte Diät kommerziell an. Die Standard-Trinknahrung hat eine Energiedichte von 1 kcal/ml Flüssigkeit. Für Personen, die nur noch sehr schlecht es-

WISSEN

Medikamente und Mangelernährung

- Polypharmazie (die Einnahme mehrerer verschiedener Medikamente) kann eine wesentliche Ursache für die Entwicklung von Unterernährung sein, besonders bei älteren Menschen.
- Die kritische Beschränkung auf die medizinisch notwendigen Medikamente durch den betreuenden Hausarzt ist bei Patienten mit Unter- und Mangelernährung eine wichtige Maßnahme.
- Die Einnahme von Medikamenten, um den Appetit und die Nahrungszufuhr zu steigern, kann zum jetzigen Zeitpunkt nicht generell empfohlen werden.

sen können, wird auch Trinknahrung mit einem höheren Energiegehalt von 1,5 bis über 2 kcal/ml kommerziell angeboten (Bezugsquellen siehe S. 140). Um zu vermeiden, dass sie bei den Hauptmahlzeiten zu früh satt sind und weniger als üblich essen, sollten Betroffene die Trinknahrung gezielt zwischen den Mahlzeiten oder als Spätmahlzeit konsumieren. In speziellen Fällen, z. B. bei älteren Menschen mit vorwiegendem Eiweißmangel, können auch proteinangereicherte Trinknahrungen eingesetzt werden.

Zusätzliche Trinknahrung sollte man immer langsam und in kleinen Portionen trinken. Die Trinknahrung wird übli cherweise bei Zimmertemperatur serviert – auf Wunsch des Patienten und bei warmen Außentemperaturen aber auch gekühlt. Die Trinknahrung sollte immer in der für den Patienten angenehmsten Weise, z. B. in Gläsern oder Bechern, serviert werden. Zu beachten ist, dass besonders ältere Menschen oft nicht gut aus Strohhalmen trinken können, die bei Trinknahrungen in Tetra-Paks mitgeliefert werden.

Moderne Trinknahrungen werden jedoch auch in attraktiven Flaschen mit Trinkhilfe angeboten, die ein angenehmes Trinken ermöglichen.

Kommerziell erhältliche Trinknahrung kann man auch sehr kreativ weiterverarbeiten, z. B. in Desserts, Kuchen, Gebäck oder Softdrinks. So kann man sie geschmacklich abwechslungsreich und in der für den Einzelnen attraktivsten und

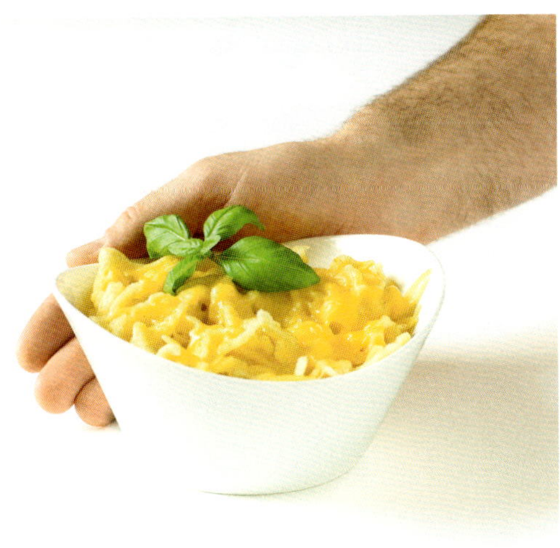

WISSEN

Bilanzierte Diäten

Bilanzierte Diäten sind industriell hergestellte Zubereitungen, die nach exakt definierter Zusammensetzung und für spezielle Bedürfnisse bestimmter Personengruppen hergestellt werden. Hauptnährstoffe, Vitamine und Mineralstoffe sind entsprechend dieser Bedürfnisse enthalten. Bilanzierte Diäten gibt es als ergänzende bilanzierte Diäten und vollständig bilanzierte Diäten. Ergänzende bilanzierte Diäten enthalten nur ausgewählte Nährstoffe und sind zur gezielten Ergänzung der Nahrungszufuhr gedacht – zum Beispiel Eiweißergänzungsnahrungen. Vollständig bilanzierte Diäten enthalten alle für die Ernährung wichtigen Nährstoffe. Der Bedarf an den meisten Mikronährstoffen (Vitaminen, Mineralstoffen und Spurenelementen) ist in der Regel gedeckt, wenn 600 bis 800 ml einer vollständig bilanzierten Trinknahrung getrunken werden – beachten Sie hierzu die Angaben der Hersteller.

schmackhaftesten Form anbieten. Unter anderem kann Trinknahrung in Eiswürfelbehältern eingefroren und als mundgerechte Würfel gelutscht werden. Darüber hinaus gibt es neutrale Varianten, die zur Anreicherung sämtlicher Speisen, auch pikanter Zubereitungen, eingesetzt werden können. Die Anbieter von Trinknahrung stellen auf Anfrage gerne spezielle Rezeptvorschläge kostenfrei zur Verfügung. Adressen finden Sie im Anhang ab S. 140.

Stufe V – enterale Sondenernährung

Wenn Essen und Trinken zunehmend belastender werden und das Gewicht trotz aller bisher erläuterten Maßnahmen nach unten geht, kann eine sogenannte künstliche enterale Ernährung eine gute Unterstützung zur normalen Nahrungsaufnahme sein. Die künstliche enterale Ernährung erfolgt im Normalfall über eine Ernährungssonde (perkutane endoskopische Gastrostomie = PEG), die vorübergehend angelegt wird. Die Sonde wird direkt in den Magen gelegt, so können – unter Umgehung der normalen Nahrungsaufnahme über den Mund – die fehlenden Nährstoffe zugeführt werden. Die Anlage der PEG ist ein kleiner operativer Eingriff von wenigen Minuten, der auch ambulant durchgeführt werden kann. Dabei wird im Rahmen einer Magenspiegelung ein dünner Plastikschlauch durch die Bauchdecke hindurch in den Magen platziert. Über diesen dünnen Schlauch wird die Sondennahrung direkt in den Magen gegeben. Die Sonde ist für den Außenstehenden nicht sichtbar, sondern verschwindet unter der Kleidung.

Schon kurz nach dem Eingriff kann zusätzlich zur normalen Nahrungsaufnahme eine energiereiche Sondennahrung über die PEG verabreicht werden. Die Nahrung enthält alle lebenswichtigen Nährstoffe, sodass der Körper gut versorgt wird (Bezugsquellen siehe S. 140). Eine angemessene zusätzliche Sondenernährung verbessert den Ernährungszustand von mangelernährten Patienten deutlich. Wird rechtzeitig mit der zusätzlichen Sondenernährung begonnen, so wirkt sich dies auch positiv auf den Krankheitsverlauf und die Lebensqualität aus. In der Regel werden die Patienten noch in der Klinik in die Handhabung der Ernährungssonde eingewiesen und auf die Versorgung zu Hause vorbereitet. Die Klinik organisiert in Kooperation mit dem Hausarzt eine anschließende Betreuung durch einen ambulanten Pflegedienst und eine erste Versorgung mit allen notwendigen Materialien für die Sondenernährung. Viele Patienten und deren Angehörige übernehmen aber schon nach kurzer Zeit die Sondenernährung in Eigenregie.

Die Entscheidung für oder gegen eine Sondenernährung muss im Einzelfall erwogen werden. Hierfür müssen verschiedene Gesichtspunkte individuell kritisch überdacht werden: Die künstliche Ernährung muss nicht nur aus medizinischer Sicht sinnvoll sein, sondern muss sich auch für die betroffene Person ethisch rechtfertigen lassen. Für den Arzt, der die notwendige medizinische Indikation stellt und damit die Verantwortung trägt, muss hierbei allein die medizinische und ethische Überzeugung und der Wille des Patienten im Vordergrund stehen.

Gemeinsam mit dem behandelnden Arzt sollten Sie mit dem Betroffenen überlegen, ob die Anlage einer Ernährungssonde sinnvoll ist. Informieren Sie den Betreffenden immer ausreichend über die Sondenernährung, bevor er oder sie gemeinsam mit den Angehörigen eine Entscheidung trifft. Über die Möglichkeit einer Sondenernährung sollte mit mangelernährten Personen allerdings nicht erst gesprochen werden, wenn diese Option aus medizinischer Sicht notwendig erscheint. Wenn sich abzeichnet, dass im Krankheitsverlauf eine künstliche Ernährung erforderlich werden könnte, sollten Sie frühzeitig und ausführlich mit dem Betreffenden darüber sprechen – so können seine Wünsche bei fortschreitendem Krankheitsverlauf ausdrücklich berücksichtigt werden.

Tipp

Eine zusätzliche künstliche Ernährung darf nur bei medizinischer Indikation und ethischer Rechtfertigung erfolgen – und das nur nach individueller kritischer Abwägung. Die Anlage einer PEG-Sonde ist keine terminale oder gar symbolische Maßnahme bei Patienten in der Endphase einer schweren Grunderkrankung oder am Lebensende.

Eine Ernährungssonde darf nur gelegt werden, wenn der Patient dies möchte und es zu seinen persönlichen Bedürfnis-

WISSEN

Das Wichtigste über die Sondenernährung

- Die Sondenernährung ist nur eine Ergänzung – das normale Essen und Trinken kann und soll parallel dazu im Rahmen der individuellen Möglichkeiten fortgeführt werden.
- Die Sondenernährung dient zum Ausgleich des Energie- und Nährstoffdefizits bei eingeschränkter Nahrungsaufnahme über den Mund.
- Für viele Betroffene kann der Leidensdruck, den jede Mahlzeit aufgrund von Ernährungsstörungen (z. B. Kau- und Schluckbeschwerden) mit sich bringt, durch die Sicherheit der Nährstoffzufuhr per Sonde deutlich gelindert werden.
- Die Sondennahrung versorgt neben Energie auch sicher mit allen anderen lebenswichtigen Nährstoffen wie Eiweiß, Vitaminen, Mineralien und Spurenelementen.
- Die meisten Patienten beziehungsweise die Angehörigen sind nach ausführlicher Schulung und Training in der Lage, die Sondenkostapplikation und Sondenpflege selbständig durchzuführen.
- Die Betroffenen sind nicht an die PEG-Sonde »gefesselt«, die Sondenernährung kann individuell an den Tagesablauf angepasst werden und lässt ausreichend Freiraum für geplante Aktivitäten.
- Es ist außerdem möglich, die Sondennahrung nachts zu verabreichen. So können die Betroffenen tagsüber wie gewünscht ihre Mahlzeiten einnehmen und ihren Tag unabhängig von der Sondenernährung verplanen.
- Wenn eine normale Nahrungsaufnahme in ausreichendem Maße wieder möglich ist, kann die PEG-Sonde jederzeit komplikationslos wieder entfernt werden.

sen passt. Nur dann ist diese Maßnahme ethisch zu rechtfertigen. Es darf sich nicht um ein »letztes Mittel« bei schwerkranken oder sehr alten Patienten am Ende ihres Lebens handeln. Sehr hohes Alter, Endstadien schwerer Erkrankungen und fortgeschrittene Demenz sind per se kein Grund für die Durchführung einer künstlichen Ernährung, sondern nur in den Ausnahmefällen, in denen sie nachweislich Hunger oder Durst lindert. In solchen Situationen erfolgt die Ernährungstherapie nicht nach dem »Schema F« allgemeiner akademischer Grundsätze, sondern orientiert sich an individuellen Bedürfnissen und Wünschen des Patienten und an den Grundsätzen der Palliativmedizin. Entscheidend ist, inwieweit eine Ernährungssonde dem Leidtragenden aus seiner persönlichen Sicht nutzen würde und wie sie sich auf die Lebensqualität der betroffenen Menschen auswirkt.

Stufe VI – parenterale Ernährung

Die parenterale Ernährung ist eine Form der künstlichen Ernährung, bei der der Magen-Darm-Trakt umgangen und die Nährlösung über eine Vene verabreicht wird. Hierfür benötigt man einen speziellen Zugang, zum Beispiel einen Hickman- oder Portkatheter. Eine parenterale Ernährung wird notwendig, wenn eine enterale Ernährung überhaupt nicht oder nicht in ausreichendem Maß möglich ist. Dies kann der Fall sein, wenn der Verdauungstrakt die Nährstoffe nicht in ausreichender Menge aufnehmen kann (z. B. bei Kurzdarmsyndrom oder strahlenbedingter Darmentzündung) oder bei unstillbarem Erbrechen und Durchfällen.

Tipp

Sowohl eine enterale Sondenernährung als auch eine parenterale Ernährung können zu Hause durchgeführt werden. Hierfür existieren professionelle Versorgungsnetze (unter Mitarbeit von Hausärzten, Pflegediensten, Apotheken und Anbietern), die die Betroffenen bei der Durchführung zu Hause unterstützen. Meist ist diese Form der Ernährung nur vorübergehend notwendig, um bei akuten Ernährungsstörungen eine ausreichende Nährstoffversorgung zu sichern und einen absehbaren Gewichtsverlust zu verhindern.

Wie sieht eine bedarfsgerechte Ernährung aus?

Menschen, denen die Diagnose »Mangelernährung« gestellt wird, sind oft sehr motiviert, sich gesund zu ernähren. Und das zu Recht. Denn eine gesunde Ernährung trägt – zusammen mit viel Bewegung – maßgeblich dazu bei, dass wir gesund bleiben oder es wieder werden. Doch was heißt eigentlich »gesunde Ernährung«?

Im Normalfall – also für den gesunden normalgewichtigen Menschen – fassen die Regeln der Deutschen Gesellschaft für Ernährung e. V. (DGE) gut zusammen, wie man sich gesund ernährt: Es sollen bevorzugt Speisen auf den Tisch kommen, die eine hohe Nährstoffdichte haben. Dazu gehören Gemüse, Obst, Vollkorngetreideprodukte, fettarme Milchprodukte, fettarmes Fleisch, Fisch, Geflügel, Eier, Hülsenfrüchte und Pflanzenöle. Diese Grundregeln sind vielen Menschen bekannt. Allerdings gelten sie nicht immer – jede Regel hat ihre Ausnahme. Bei mangelernährten und schwerkranken Personen sind die Bedürfnisse häufig ganz anders als beim gesunden Erwachsenen. Eine gesunde Ernährung ist in diesem Fall nicht energiearm und nährstoffreich, sondern energiereich und nährstoffreich. Wenn Sie Gewicht zunehmen wollen, wählen Sie beispielsweise einen Sahnejoghurt statt eines Magermilchjoghurts oder einen Doppelrahmfrischkäse statt eines fettreduzierten Frischkäses.

Das heißt nicht, dass hier sämtliche Regeln der DGE außer Kraft gesetzt werden – aber solange jemand an Mangelernährung leidet, sind die in der Tabelle S. 37 aufgeführten Besonderheiten unbedingt zu beachten. Diesen scheinbaren Widerspruch zwischen »gesunder« und »bedarfsgerechter« Ernährung müssen die Betroffenen verstehen, um mit gutem Gewissen die für sie in dieser Situation richtige Ernährung zu genießen.

Tipp

Liegt eine Unterernährung vor, weichen die Empfehlungen natürlich von den Richtlinien der Deutschen Gesellschaft für Ernährung ab. Hier gilt neben »gesund« vor allem der Grundsatz »energiereich und nährstoffreich«. Eine ausreichende Energieversorgung ist in diesem Fall wichtiger als eine vermeintlich gesunde und damit eher energiereduzierte Lebensmittelauswahl.

Bei jeder schweren akuten oder chronischen Erkrankung sollte die Ernährung den Körper so gut wie möglich mit Energie und Nährstoffen versorgen. Hierfür ist

Gesunde Ernährung: im Normalfall und bei Mangelernährung

Gesunde Ernährung für den Normalfall	Umsetzung in die Praxis	Bedarfsgerechte Ernährung für mangelernährte Menschen
Reichlich pflanzliche Kost »5 am Tag«: 3 Portionen Gemüse und 2 Portionen Obst pro Tag	- 400 g Gemüse (= 3 Portionen), die Hälfte als Rohkost - 250 g Obst (= 2 Portionen) - 4–5 Scheiben Vollkornbrot (200–250 g) oder 3–4 Scheiben Brot (150–200 g) und 50–60 g Getreideflocken - 200 g Kartoffeln oder 1 Portion Reis oder Nudeln (60–70 g roh)	Auch hier sind Obst und Gemüse wichtig! Aber: Obst, Gemüse und Getreide energiereich zubereiten. Energiereiche Zubereitung: Verwenden Sie beispielsweise Öle, Nüsse, Sahne, oder Butter. So wird genug Energie aufgenommen, ohne zu früh satt zu werden.
Mäßig tierische Lebensmittel	- 250 ml Milch oder fettarme Milchprodukte und 2–3 Scheiben Käse pro Tag - 2–3 Portionen (je 125 g) fettarmes Fleisch pro Woche - 2–3 Portionen (je 50 g) fettarme Wurst pro Woche - 1–2 Fischmahlzeiten pro Woche - 2–3 Eier pro Woche (inkl. der in anderen Speisen enthaltenen Eier, z. B. in Kuchen)	Sie müssen sich nicht »mäßigen«! Essen Sie möglichst täglich eiweißreiche Lebensmittel wie Milch und Milchprodukte, Fleisch, Fisch und Eier! So versorgen Sie sich mit ausreichend wichtigen Eiweißbausteinen.
Sparsam bei Fetten und Ölen	- 15–30 g Butter oder Margarine und 10–15 g Öl pro Tag (z. B. Raps-, Soja-, Walnuss- oder Olivenöl) - lieber pflanzliche Öle als tierische Fette	Die Empfehlung zu sparen gilt bei Mangelernährung nicht! Mangelernährte Personen sollten Fette und Öle großzügig einsetzen. Fette sind wichtige Energieträger. Mit jedem Gramm Fett werden 9 kcal aufgenommen.
Ausreichend trinken	- Mindestens 1,5 l Getränke am Tag: - Wasser, mit Wasser verdünnte Fruchtsäfte, Gemüsesäfte, sowie ungesüßte Kräuter- und Früchtetees. - Kaffee, schwarzer Tee und Alkohol sollten nur in Maßen genossen werden.	Auch hier gilt: Ausreichend trinken. Aber: Getränke mit Energieträgern bevorzugen (z. B. Fruchtsaftschorlen, Milch, Kakao, Softdrinks), um die Tagesenergiezufuhr auch über die Flüssigkeitsversorgung zu steigern.
Grundsatz: energiearm und nährstoffreich		*Grundsatz: energiereich und nährstoffreich*

WISSEN

Fünf Portionen Obst und Gemüse – so gelingt es!

- Obst und Gemüse gehören zu jeder Mahlzeit!
- Zum Frühstück passt zum Beispiel ein Glas frisch gepresster Obstsaft, Obst im Müsli oder Joghurt.
- Essen Sie zu jeder Brotmahlzeit Frisches, zum Beispiel Gemüsesticks aus Paprikaschote, Gurken, Rettich, Möhren oder Obst.
- Jede warme Mahlzeit sollte als Hauptkomponente Gemüse oder Salat enthalten (ca. 200 g Gemüse oder ca. 150 g Salat).
- Reichern Sie Saucen mit Gemüsepüree an.
- Bevorzugen Sie bei Kuchen Obstkuchen.
- Bereiten Sie Desserts möglichst immer mit Obst zu, zum Beispiel Pudding mit Obstsalat, Quarkspeise mit Obst, Eis mit Obstpüree.

am besten eine abwechslungsreiche, gesunde Mischkost geeignet, wie sie von der DGE empfohlen wird. Sie sollte viel Obst, Gemüse, Vollkorn- und Milchprodukte enthalten. Der Trick beim Zunehmen ist allerdings, dabei möglichst energiereich zu essen, ohne zu früh satt zu werden. Das erreichen Sie am leichtesten über eine energiereiche Zubereitung unter Zugabe von pflanzlichen Ölen, Nüssen, Saaten (wie Sesam, Leinsamen, Sonnenblumenkernen), Erdnussbutter, Nusscreme, Sahne, Butter oder Crème fraîche. Vereinfacht gesagt dürfen Sie alles essen, was sich Übergewichtige dringend verkneifen müssen.

Gut geeignet zur energiereichen Zubereitung sind:

Lebensmittel	Übliche Menge zur Anreicherung	Kaloriengehalt
Öle	20 ml (2 EL)	144 kcal
Butter	20 g (4 TL)	155 kcal
Erdnussmus	20 g (4 TL)	126 kcal
Nuss-Nougat-Creme	20 g (4 TL)	106 kcal
Sahne (30 % Fett)	20 ml (2 EL)	62 kcal
Crème fraîche (40 % Fett)	20 ml (2 EL)	91 kcal
Mascarpone	20 g (2 EL)	92 kcal

Soviel Energie und Eiweiß benötigen Sie

Der tägliche Energie- oder Kalorienbedarf eines Erwachsenen beträgt ca. 30 kcal pro Kilogramm Körpergewicht. Dieser Wert dient als grobe Orientierung, denn der Bedarf ist abhängig von Alter, Geschlecht und der Bewegungsaktivität. Bestimmte Erkrankungen können mit einem erhöhten Bedarf einhergehen (z. B. Krebs- und Lungenerkrankungen, dialysepflichtige Nierenerkrankungen).

Der Eiweißbedarf eines gesunden Erwachsenen liegt bei circa 1,0 g/kg Körpergewicht und Tag. Im Alter und bei Erkrankungen, die mit Mangelernährung einhergehen, sollte die Zufuhr jedoch höher sein und pro Tag ca. 1,2–1,5 g/kg Körpergewicht betragen. Eiweiße sind wichtige Baustoffe für den Körper und werden für den Zellaufbau und den Erhalt der Muskulatur benötigt. Eiweißreiche Lebensmittel sind beispielsweise Fleisch, Fisch, Eier, Milchprodukte und Hülsenfrüchte.

Beispiel zur Bedarfsberechnung

Eine erwachsene Person mit einem Gewicht von 65 kg braucht täglich ungefähr:

- Energie = 65 kg × 30 kcal = 1.950 kcal
- Eiweiß = 65 kg × 1,2 g = 78 g

Häufige appetitanregende Mahlzeiten

Essen Sie viele kleine Mahlzeiten, also sechs bis acht pro Tag. Nach einem ausgiebigen Frühstück empfehlen sich bis zum Mittagessen ein bis zwei Zwischenmahlzeiten wie ein Brot mit Käse oder püriertes Obst mit einem Schuss Sahne.

Bei der warmen Hauptmahlzeit dürfen es gerne mehrere Gänge sein: Beginnen Sie beispielsweise mit einer Suppe oder einer anderen Vorspeise. Die Hauptspeise sollte aus mehreren Komponenten bestehen: Salat oder Gemüse plus Beilage (Kartof-

Eiweißgehalt verschiedener Lebensmittelgruppen

100 g Lebensmittel (im Durchschnitt)	Eiweißgehalt
Hart- und Schnittkäse, Fleisch, Fisch, Hülsenfrüchte	20 g
Ei, Quark, Frischkäse, Wurst	13 g
Nudeln, Mehl	13 g
Brot, Reis	8 g
Gemüse, Kartoffeln, Obst	1–2 g

PRAXIS

Große und kleine Energiespender

Zwischendurch oder zu den Hauptmahlzeiten – mit den folgenden Speisenkomponenten fällt es leicht, wertvolle Energie und Nährstoffe aufzunehmen:

Frühstück

- Müsli (z.B. Bircher-Müsli) mit Flocken, Sahne, gemahlenen Nüssen
- püriertes Obst mit Sahne und Nüssen verfeinert

Mittagessen

- Suppen, insbesondere Cremesuppen mit Zugabe von Ölen und Crème fraîche oder Crème double
- Gemüse, schonend gegart und mit Sahne verfeinert oder in Rapsöl oder Butter geschwenkt
- Salate mit Öldressings, Schmand-Sahne-Dressings und mit Oliven und Sonnenblumenkernen bestreut
- herzhafte Aufläufe mit Käse und Sahne
- Soßen, mit Öl oder Sahne angereichert
- Fisch- und Fleischgerichte mit Käse überbacken, zum Beispiel Cordon bleu

Zwischenmahlzeiten

- süße Breie oder Aufläufe mit Sahne und Kompott
- Shakes mit frischem Obst und Sahne
- Pudding oder Cremespeisen mit Sahne, Schokolade, Marzipan und Nüssen

Abendessen

- in Öl eingelegtes Gemüse wie getrocknete Tomaten oder Auberginen
- Käseplatte mit Oliven und Nüssen

Bedenken Sie, dass Sie Ihre Lieblingsspeisen gern auch zusätzlich mit hochwertigen, geschmacksneutralen Pulvern (z.B. Eiweißkonzentrat und Maltodextrin) anreichern können. Diese sind in Apotheken und guten Drogerien erhältlich (Bezugsquellen siehe S. 140).

feln, Nudeln, Reis), dazu Fisch oder Fleisch und Sauce. Den Abschluss bildet dann ein Dessert, zum Beispiel eine Cremespeise mit Obst und Nüssen. Gönnen Sie sich am Nachmittag ein Stück Kuchen. Planen Sie nach dem Abendessen noch ein Betthupferl ein. Hier finden Sie noch ein paar weitere Tipps für die gewünschte Gewichtszunahme:

- Reichern Sie beispielsweise Saucen mit Öl oder Sahne an.
- Geizen Sie nicht mit energiereichen Zutaten wie pflanzlichen Ölen, Butter, Sahne und Crème fraîche
- Süßen Sie Desserts und Getränke zusätzlich mit Honig oder Sirup.
- Trinken Sie nährstoffhaltige Getränke wie Milch, Milchmixgetränke, Kakao, Malzbier, Eisshakes, Obst- oder Gemüsesäfte (eventuell mit Sahne verfeinert) zwischendurch und bevor Sie zu Bett gehen.

- Naschen Sie Nüsse, Trockenfrüchte, Studentenfutter, Käsewürfel, Sahnejoghurts, Schokolade, Kekse oder Eis.
- Wenn natürliche Lebensmittel nicht ausreichen, sind energiereiche Trinknahrungen aus der Apotheke durchaus eine Alternative. Sie eignen sich auch als Zwischenmahlzeit für unterwegs (siehe S. 30 ff.).
- Wichtig: Denken Sie auch an eine ausreichende Verpflegung, wenn Sie außer Haus sind!

Bitte beachten Sie: Die Kostzusammenstellung für eine Person, die mit Gewichtsverlust und Nährstoffmängeln zu kämpfen hat, muss dabei nicht komplett anders aussehen als für den Rest der Familie. Das Essen für die betroffene Person kann mithilfe einiger energiereicher Speisenkomponenten und Zwischenmahlzeiten so ergänzt werden, dass es ausreichend Energie liefert – aber nicht alles extra gekocht werden muss. In der Tabelle auf S. 41/42 finden Sie einen beispielhaften Vorschlag, wie das normale Essen einer Familie für ein mangelernährtes Familienmitglied ohne großen Aufwand angepasst werden kann. Dabei wurde bewusst darauf geachtet, eine große Energie- und Nährstoffmenge bei kleinem Volumen zu erreichen.

Vorschlag zur Mahlzeitengestaltung für die ganze Familie

	Tageskostplan zur gesunden Ernährung	Abwandlungen zur Gewichtszunahme
Frühstück	200 g Fitmacher-Müsli mit Haferflocken, Frischobst, Milch (1,5 % Fett), Rosinen 1 Tasse Kaffee mit Milch (1,5 % Fett)	150 g Fitmacher-Müsli mit Haferflocken, Frischobst, Sahne, Joghurt, Rosinen, Nüssen (Rezept S. 72) 1 Tasse Kaffee mit Kondensmilch
	225 kcal	***244 kcal***
1. Zwischenmahlzeit	1 Scheibe Vollkornbrot, fein gemahlen 10 g Halbfettmargarine 30 g Camembert, 30 % Fett. i. Tr. 50 g Weintrauben 1 Glas Wasser	1 Scheibe Vollkornbrot, fein gemahlen 10 g Butter 30 g Camembert, 60 % Fett. i. Tr. 50 g Weintrauben 1 Glas Apfelsaftschorle
	235 kcal	***414 kcal***
2. Zwischenmahlzeit	1 Glas Wasser	150 ml Aprikosenshake mit Marzipan (Rezept S. 96)
		186 kcal

	Tageskostplan zur gesunden Ernährung	Abwandlungen zur Gewichtszunahme
Mittagessen	250 g Seelachsfilet mit Dillsauce 200 g Salzkartoffeln 200 g Blattspinat	250 g Seelachsfilet mit Dillsauce 150 g Kartoffelpüree (Rezept S. 124) 200 g Blattspinat
	450 kcal	***453 kcal***
Dessert	200 g Obstsalat	150 g Quarkspeise mit Früchten (Quark 40 % Fett i. Tr.)
	119 kcal	***202 kcal***
Zwischenmahlzeit	1 Stück Obst-Hefe-Kuchen 1 Tasse Kaffee mit Milch (1,5 % Fett)	1 Stück Obst-Hefe-Kuchen mit Sprühsahne 1 Tasse Kaffee mit Kondensmilch
	318 kcal	***393 kcal***
Abendbrot	1 Scheibe Vollkornbrot 1 Scheibe Mischbrot 20 g Diät-Halbfettmargarine 30 g Gouda, 30 % Fett i. Tr. (1 Scheibe) 40 g Lachsschinken 200 g Gemüsesticks	1 Scheibe Vollkornbrot 1 Scheibe Mischbrot 20 g Butter 30 g Gouda, 60 % Fett i. Tr. (1 Scheibe) 30 g Leberwurst 200 g Gemüsesticks
	443 kcal	***619 kcal***
Spätmahlzeit	150 g Joghurt (‹1 % Fett)	150 g Fruchtjoghurt (3,5 % Fett)
	56 kcal	***156 kcal***
Gesamtenergiezufuhr	**1846 kcal**	**2667 kcal**

Besonders wichtig bei Mangelernährung sind die Zwischenmahlzeiten. Sie helfen, insgesamt genug Energie und Nährstoffe aufzunehmen – auch wenn man zu den Hauptmahlzeiten keine großen Portionen hinunterbekommt. Zwischenmahlzeiten müssen nicht aufwändig zubereitet sein – es reicht beispielsweise, eine Handvoll Nüsse oder Studentenfutter zu knabbern oder ein paar Käsewürfel zu genießen. Weitere einfache Vorschläge für energie- und nährstoffreiche Lebensmittel, finden Sie in Tabelle S. 43. Darüber hinaus sind schnell zubereitete Shakes aus frischen Zutaten eine besonders gute Zwischenmahlzeit – Anregungen hierfür finden Sie im Rezeptteil dieses Buches (Seite 94–100).

Gut geeignet als Zwischenmahlzeit – »von Haus aus« energiereiche Lebensmittel

Lebensmittel	Übliche Menge	Kaloriengehalt
Nüsse	25 g	145 kcal
Studentenfutter	25 g	126 kcal
Trockenfrüchte	25 g	60 kcal
Kandierte Früchte	25 g	60 kcal
Müsli-Riegel	25 g	100 kcal
Fruchtriegel/Fruchtschnitte	25 g	95 kcal
Pralinen	25 g (ca. 4 Stück)	100 kcal
Marzipan	25 g	125 kcal
Sahnejoghurt mit Früchten	150 g	229 kcal
Sahnequark mit Früchten	150 g	236 kcal
Sahnepudding	150 g	292 kcal
Käsewürfel	60 g	200 kcal
Croissant	70 g	357 kcal
Blätterteiggebäck	70 g	433 kcal

Genug trinken

Wasser ist für den menschlichen Organismus lebensnotwendig. Der Mensch benötigt Wasser als Baustoff, Lösungs-, Transport- und Kühlmittel. Wassermangel kann zu Bluteindickung führen, Haut und Schleimhäute trocknen aus, Verstopfungen und Infektionen der Harnwege begünstigt werden. Außerdem wird die Regulation der Körpertemperatur beeinträchtigt. Insgesamt führt ein Mangel an Flüssigkeit zu einer erheblichen Minderung der Leistungsfähigkeit und Verwirrtheitszuständen bis hin zur Bewusstlosigkeit. Schon nach zwei bis vier Tagen anhaltenden Wassermangels ist der Körper nicht mehr in der Lage, harnpflichtige Substanzen ausreichend auszuscheiden. Nieren- und Kreislaufversagen können die Folge sein.

Testen Sie doch einfach mal, wie viel Sie tatsächlich trinken. Führen Sie dazu ein Trinkprotokoll und tragen Sie über mindestens drei Tage alles ein, was Sie getrunken haben. Zeigt das Protokoll, dass Sie täglich mindestens 1,5 Liter trinken – perfekt! Sie sind bestens versorgt. Liegt der Wert unter 1,5 Litern pro Tag, sollten Sie nachbessern. Stellen Sie dafür einen Trinkplan auf. Dieser könnte so aussehen:

Tagestrinkplan (Beispiel mit 1 650 ml Getränken)

Wann	Was
Vor dem Frühstück	1 großes Glas Wasser (200 ml)
Zum Frühstück	1 Tasse Kaffee oder Tee (150 ml)
Vormittags	1 Glas Saftschorle (150 ml) 1 Shake (200 ml)
Zum Mittagessen	1 großes Glas Wasser (200 ml)
Nachmittags	2 Tassen Kaffee oder Tee (300 ml)
Zum Abendessen	2 Tassen Früchte- oder Kräutertee (300 ml)
Am Abend	1 Glas Wasser (150 ml) oder auf Wunsch gelegentlich 1 Glas Wein, Weinschorle oder Bier

Stellen Sie am Morgen die Getränke bereit, die Sie über den Tag verteilt trinken wollen, zum Beispiel eine Flasche Wasser und eine Kanne gekochten Früchte- oder Kräutertee. Nehmen Sie sich für unterwegs ein Getränk mit, wenn Sie länger als 1 Stunde aus dem Haus sind. Kontrollieren Sie am Abend, ob Sie Ihren Tagestrinkplan eingehalten haben. So erziehen Sie sich dazu, genug zu trinken.

Und – wie wir bereits gesagt haben: Wenn Sie zunehmen wollen, sollten auch die von Ihnen gewählten Getränke Energieträger enthalten. Tauschen Sie also öfter einmal normales Wasser – das für eine gesunde Ernährung die Flüssigkeitsquelle Nr. 1 ist – gegen Schorle oder auch Softdrinks aus.

Wissen

In manchen Situationen ist der Flüssigkeitsbedarf erhöht, aber es gibt auch Erkrankungen, die dazu führen, dass nur eine bestimmte Menge an Flüssigkeit zugeführt werden darf.

Erhöhte Flüssigkeitszufuhr	Beschränkte Flüssigkeitszufuhr
Vermehrte Verluste z. B. durch: - Erbrechen - Durchfälle - Verluste über ein Stoma, eine Fistel o. Ä. Erhöhte Flüssigkeitsausscheidung z. B. bei: - Fieber - Starkem Schwitzen, z. B. bei hohen Temperaturen	z. B. bei Erkrankungen wie - dialysepflichtige Niereninsuffizienz - Herzinsuffizienz - Aszites (Bauchwassersucht) Beachten Sie die Vorgaben Ihres behandelnden Arztes!

Ernährung bei spezifischen Problemen

Häufig sind es ganz bestimmte Probleme, die eine Mangelernährung hervorrufen: Kaubeschwerden, Schluckprobleme oder Nahrungsmittelunverträglichkeiten. Wie man diesen Problemen begegnen kann, lesen Sie hier.

Einer unzureichenden Nahrungszufuhr und Unterernährung liegen meist ganz spezifische Probleme zugrunde. Die häufigsten Gründe für eine zu geringe Nahrungsaufnahme sind Störungen beim Kauen und Schlucken, Appetitlosigkeit oder Geschmacksverlust aufgrund von alters- oder krankheitsbedingten Veränderungen. Aber auch individuelle Unverträglichkeiten können zu Einschränkungen beim Essen und Trinken führen. Mit vielen praktischen Anregungen für den Alltag geben wir Ihnen im nachfolgenden Abschnitt eine Hilfestellung bei den am häufigsten vorkommenden Ernährungsstörungen.

Wenn Kauen und Schlucken schwerfallen

Kauen und Schlucken sind für uns die natürlichste Sache der Welt. Wir schlucken ungefähr 1 500 Mal pro Tag, ohne uns darüber Gedanken zu machen. Erst wenn es Störungen beim Kauen und Schlucken gibt, wird klar, dass es sich hierbei um einen sehr komplexen Prozess handelt, bei dem Muskeln und Nerven in ausgeklügelter Weise zusammenwirken.

Wenn das Kauen und Schlucken schwerfällt, meiden die meisten Betroffenen Lebensmittel, die kauintensiv sind – beispielsweise rohes Gemüse, rohes Obst, Vollkornbrot und Fleisch. Verständlicherweise bevorzugen sie leicht zu schluckende Speisen wie Reisbrei, Milchsuppen, Pudding und Kartoffelpüree. Viele der Betroffenen weisen deshalb Defizite in der Ernährung auf und nicht selten entwickeln sie eine Mangelernährung. Sie verlieren an Gewicht, die Muskelmasse wird abgebaut, und sie werden zunehmend schwächer und lustloser. Eine ausgewogene und bedarfsgerechte Ernährung ist deshalb gerade für Personen mit Störungen beim Kauen und Schlucken von großer Bedeutung.

Auch Hilfsmittel, wie Trinkhalme und Becher mit Nasenausschnitt, können die Nahrungs- und Flüssigkeitsaufnahme erleichtern (siehe Abb. S. 28/29). Eine gezielte Unterstützung durch eine logopädische Schlucktherapie ist jedoch meist unabdinglich und kann die Schluckfähigkeit häufig erheblich verbessern. Es kann auch sein, dass zur Sicherstellung der Versorgung mit Flüssigkeit und Nahrung vorübergehend eine Magensonde gelegt werden muss (siehe S. 32). Aber auch dann ist es stets das Ziel der professionellen Schlucktherapie, wieder möglichst rasch zu einer normalen Ernährung zurückzukehren.

Die richtige Kostform

Liegen Kau- oder Schluckbeschwerden vor, sollte die Konsistenz der Speisen an das Ausmaß der Störung angepasst werden, um so lange wie möglich eine abwechslungsreiche Ernährung zu gewährleisten. Die Konsistenzstufen reichen von weich über püriert und passiert bis hin zu angedickter Kost. Bei allen Konsistenzstufen sollten nährstoffdichte Lebensmittel wie Obst, Gemüse, Vollkornprodukte und Fleisch ausgewählt werden. Grundsätzlich gilt, eine hochwertige und abwechslungsreiche Mischkost nach den Regeln der DGE anzubieten. Die folgenden Grundsätze sind bei Kau- und Schluckbeschwerden immer zu berücksichtigen:

- Speisen mit unterschiedlichen Konsistenzen sind generell ungeeignet, zum Beispiel Suppen mit Einlagen, Joghurt mit Früchten oder Obst mit Kernen. Menschen mit Schluckstörungen sind durch die unterschiedlichen Konsistenzen schnell überfordert und können sich verschlucken.
- Krümelige, faserige und klebrige Lebensmittel sind zu meiden. Diese können zwischen den Zähnen hängen bleiben oder durch die eingeschränkte Kaufunktion nicht richtig zerkleinert werden.
- Grundsätzlich können alle Lebensmittel in einer geeigneten Konsistenzform angeboten werden. Auch frische Lebensmittel wie Obst und Gemüse können problemlos geraspelt, gerieben oder püriert werden.
- Personen mit Einschränkungen beim Kauen und Schlucken haben ein hohes Risiko für eine Mangelernährung. Deshalb sollten Lebensmittel mit hoher Nährstoffdichte eingesetzt werden.
- Zeigen sich Anzeichen einer Gewichtsabnahme, so ist es sinnvoll, die Speisen zusätzlich mit Butter, Sahne und hochwertigen Ölen anzureichern.
  Auch hochkalorische, geschmacksneutrale Pulver (z. B. Eiweißkonzentrate, Maltodextrin) eignen sich gut zur Anreicherung.

Weiche Kost

Für Personen mit leichten Störungen des Kauens und gering ausgeprägten Schwierigkeiten beim Schlucken reicht es in der Regel aus, wenn auf die sogenannte weiche Kost umgestellt wird:

- Zerkleinern Sie schlecht zu kauende Lebensmittel: Raspeln oder reiben Sie frisches Obst und Gemüse, schneiden Sie Fleisch in kleine Stücke.
- Entfernen Sie harte Lebensmittelbestandteile: Schälen Sie Obst, schnei-

Auswahl und Zubereitung von Lebensmitteln bei Kau- und Schluckstörungen

Lebensmittelgruppe	**Bedarf**	**Zubereitung bei Kau- und Schluckstörungen**
Obst und Gemüse	täglich Gemüse und eine Portion Salat/Rohkost und 2 Portionen Obst	Rohkost fein raspeln, Obst schälen, ggf. als Obstpüree, Kompott oder frisch gepressten Obstsaft anbieten
Brot, Getreideprodukte	täglich 4–5 Scheiben Vollkornbrot (200–250 g), alternativ zum Frühstück auch Müsli oder Vollkornhaferflocken	fein ausgemahlene Vollkornbrote (z. B. Grahambrot) bevorzugen, ggf. Brotrinde entfernen, Müsli/Vollkornhaferflocken über Nacht einweichen
Kartoffeln, Reis, Nudeln	1 Portion Reis oder Teigwaren oder Kartoffeln pro Tag	bei ausgeprägten Störungen pürieren; ggf. farblich variieren mit Möhren, Spinat; mit dem Spritzbeutel portionieren
Milch und Milchprodukte	mindestens 2 Portionen täglich, z. B. 250 ml Milch und 2–3 Scheiben Käse (60–90 g)	bei Anzeichen von Mangelernährung auf fettreichere Milchprodukte zurückgreifen; hochkalorische Milchshakes als Zwischenmahlzeit anbieten
Seefisch	1–2 Portionen à 150 g pro Woche	nur grätenfreien Fisch verwenden; Zubereitung von Terrinen, Fischklösschen etc.
Fleisch, Wurst, Eier	2–3 Portionen Fleisch bzw. Wurst pro Woche (ca. 300–600 g); 2–3 Eier pro Woche	Zubereitung von Hackfleischgerichten; püriertes Fleisch wieder in Form bringen mit Ei-Milch-Mehl-Gemisch (Beispiel S. 114 – Lachsterrine)
Fette und Öle	täglich ca. 40 g Streich- und Kochfett und 10 g hochwertiges Pflanzenöl	bei Anzeichen von Mangelernährung Butter und hochwertige Pflanzenöle zur Anreicherung verwenden
Getränke	Ca. 1,5 Liter pro Tag	bei ausgeprägten Störungen gegebenenfalls mit Dickungsmitteln andicken (Bezugsquellen siehe S. 140)

den Sie die Brotrinde ab, entfernen Sie schlecht zu kauende Wursthaut.
- Wählen Sie leicht zu kauende Brotsorten, die trotzdem einen hohen Vollkornanteil haben, zum Beispiel Grahambrot, Vollkorntoast.
- Ersetzen Sie harte Lebensmittel durch gleichwertige weichere: Geflügelfleisch oder Hackfleisch statt Rinder- oder Schweinesteak, Fisch statt Fleisch, Rührei statt Spiegelei, Frischkäse statt Hartkäse, Salz- und Pellkartoffeln oder Kartoffelpüree statt Bratkartoffeln oder Pommes frites.

Pürierte oder passierte Kost

Bei stärkerer Einschränkung des Kauens und Schluckens ist die Umstellung auf eine pürierte Kost sinnvoll. Diese Kostform macht das Kauen weitgehend überflüssig und erleichtert das Schlucken. Liegen stark ausgeprägte Kau- und Schluckstörungen vor, zum Beispiel bei Schlaganfallpatienten, muss die pürierte Kost zusätzlich passiert (= durch ein Sieb gestrichen) werden, um eine möglichst homogene Konsistenz zu erhalten. Kleinste Klümpchen oder festere Bestandteile können zum Verschlucken und zur Aspiration von Nahrungsbestandteilen führen.

Für die Herstellung einer pürierten Kost benötigen Sie einen handelsüblichen Pürierstab. Küchenmaschinen mit Zerkleinerungsfunktion oder Standmixer, aber auch eine flotte Lotte, können bei der Zubereitung pürierter Speisen sehr hilfreich sein.

Wenn es notwendig ist, die Speisen darüber hinaus zu passieren, verwendet man ein feines Haarsieb oder Passiersieb. Zum Passieren wird die Speise durch das Sieb gestrichen, so werden flüssige und feste Speisen von festeren Bestandteilen und Klümpchen befreit. Zum Passieren von Flüssigkeiten können auch Passiertücher aus Leinen oder Mull verwendet werden.

Frische Frucht- und Gemüsesäfte ohne feste Bestandteile können mit Hilfe einer Saftzentrifuge hergestellt werden.

Das Auge isst mit

Bei der Herstellung von pürierter beziehungsweise passierter Kost muss nicht nur besonders auf die ernährungsphysiologische Zusammensetzung geachtet

WISSEN

Für wen ist eine weiche Kost geeignet?

- Kleinkinder mit noch nicht ausreichendem Kauvermögen
- Patienten mit Entzündungen im Mund (z. B. leicht ausgeprägte Mukositis bei Chemo- oder Strahlentherapie)
- Personen mit Zahnerkrankungen, Zahnextraktion, fehlendem Zahnersatz
- Senioren mit altersbedingtem Nachlassen der Kau- und Schluckfunktion
- Personen mit Mandelentzündung, nach einer Mandeloperation

werden, sondern auch auf die appetitliche Darbietung. Ansonsten wird pürierte Kost schnell zum täglichen Einheitsbrei, der bei den Betroffenen eher Ablehnung als Appetit auslöst.

Mit einigen Kniffen kann allerdings auch die pürierte oder passierte Kost zum Gourmeterlebnis werden.

- Grundsätzlich sind alle Lebensmittel zum Pürieren geeignet. Auch frische Lebensmittel wie Obst und Gemüse können problemlos püriert werden.
- Die pürierten Speisen sollten täglich Abwechslung in Farbe, Form und Geschmack bieten und appetitlich angerichtet werden.
- Zum Anrichten und Portionieren eignen sich hervorragend Eis- oder Sorbetzangen, Förmchen und Timbaleformen.
- Kartoffelpüree kann mit dem Spritzbeutel auf die Teller portioniert werden. Mit einer Mischung aus Ei, Milch und Mehl können pürierte Lebensmittel wieder in Form gebracht werden. Dazu beispielsweise angebratenes Geflügelfleisch oder Fisch pürieren und mit dem Gemisch aus Ei, Milch und Mehl vermixen. In eine Kastenform füllen und bei 100 °C 25 Minuten dämpfen. In Scheiben schneiden und servieren (S. 114).
- Um die Speisen möglichst natürlich aussehen zu lassen, gibt es spezielle Silikonförmchen zu kaufen, mit deren Hilfe sich beispielsweise aus püriertem beziehungsweise passiertem Fleisch wieder ein ganzes Steak kreieren lässt oder ein Brokkolipüree wieder zu Brokkoliröschen wird (Bezugsquellen siehe S. 140).

WISSEN

Für wen ist eine pürierte beziehungsweise passierte Kost geeignet?

- Personen mit Schlaganfall
- Patienten mit Schluckstörungen im fortgeschrittenen Stadium von Demenz, Morbus Parkinson, amyotropher Lateralsklerose (ALS), multipler Sklerose (MS) oder Chorea Huntington
- Patienten mit Verengungen oder Entzündungen im Bereich von Mund, Rachen oder Speiseröhre (z. B. durch Tumore, ausgeprägte Mukositis bei Chemo- und/oder Strahlentherapie)
- Personen mit Abszessen im Mund- und Rachenraum (z. B. Zungenabszessen)

Angedickte Kost

Flüssigkeiten sind für Patienten mit stark ausgeprägten Schluckstörungen weit schwieriger zu schlucken als feste Nahrung. Aber auch das Pürieren von festen Speisen allein reicht häufig nicht aus, um das Schlucken zu vereinfachen. Bei manchen Schluckstörungspatienten kann es deshalb notwendig sein, dass sowohl flüssige als auch pürierte beziehungsweise passierte Speisen in eine homogene, glatte Konsistenz gebracht werden. Spezielle Dickungsmittel können hilfreich sein, um eine entsprechende Konsistenz zu erreichen, die an das Ausmaß der Schluckstörung angepasst ist.

PRAXIS

Worauf bei Schluckstörungen geachtet werden sollte

- Während des Essens und Trinkens möglichst aufrecht und in einer stabilen Position sitzen, der Kopf sollte leicht nach vorn gebeugt sein.
- Nehmen Sie die Mahlzeiten in einer ruhigen Umgebung und mit ausreichend Zeit ein.
- Erst wenn ein Bissen vollständig gekaut und heruntergeschluckt wurde, sollte die nächste Portion in den Mund aufgenommen werden.
- Bleiben Sie nach dem Essen noch mindestens 20 Minuten aufrecht sitzen, um ein Verschlucken von Nahrungsresten zu vermeiden.

Dickungsmittel sind geschmacksneutrale Pulver, die in der Regel auf der Basis von modifizierter Maisstärke hergestellt werden. Sie können für kalte und warme Getränke und flüssige Speisen verwendet werden. Mit Hilfe von Dickungsmitteln können Flüssigkeiten zu verschiedenen Konsistenzen angedickt werden (z. B. Sirup, honigartig, Pudding). Die benötigte Menge an Pulver richtet sich nach der Art der anzudickenden Flüssigkeit oder Speise (z. B. Kaffee, Saft, Trinknahrung oder pürierte Speisen). Die Pulver sind einfach und schnell in der Anwendung. Die gewünschte Konsistenz wird nach etwa einer Minute erreicht. Die Produkte dicken nicht nach und sind hitzestabil. Produktbeispiele: Resource ThickenUp, Thick & Easy, Nutilis Powder (Bezugsquellen siehe S. 140).

Wenn das Essen nicht mehr schmeckt wie früher

Veränderungen der Geschmackswahrnehmung, Appetitlosigkeit und frühzeitige Sättigung können dazu führen, dass die Freude am Essen nachlässt. Die betroffenen Personen verzehren pro Mahlzeit nur noch kleine Portionen und nehmen insgesamt weniger Nahrung auf. In einer solchen Situation werden äußerliche Reize, die die Sinne anregen und zum Essen animieren, besonders wichtig. Sie können dazu beitragen, dass mehr gegessen und so das Gewicht stabilisiert wird. So regen ein schön gedeckter Tisch und lecker angerichtetes Essen den Appetit an. Das Essen in Gesellschaft ist außerdem ein wichtiger Faktor. Der soziale Kontakt während der Mahlzeiten führt bei vielen Menschen mit den genannten Problemen dazu, dass sie mehr essen. Leidtragende beziehungsweise deren Angehörige sollten auch folgende Tipps beachten:

- Sorgen Sie immer für genügend Vorräte im Haus. Vor allem Ihre Lieblingsspeisen sollten immer vorrätig sein.

- Machen Sie eine Liste Ihrer Lieblingsgerichte. Mindestens drei bis vier davon sollten auf dem wöchentlichen Menüplan stehen.
- Essen oder trinken Sie kalorienreiche Zwischenmahlzeiten.
- Denken Sie auch daran, sich einen Snack für unterwegs mitzunehmen.
- Überlegen Sie sich Zeremonien zum Essen, auf die Sie sich freuen, z. B.
  - jede Woche ein frischer Blumenstrauß auf den Esstisch
  - Kerzenlicht und eine angenehme musikalische Untermalung zu den Mahlzeiten
  - täglich wechselnde Rituale wie samstags ein Glas Bier oder Wein zum Abendessen, sonntags ein Frühstücksei, montags Nachmittagskaffee mit Freunden, dienstags Mittagessen mit der Nachbarin usw.

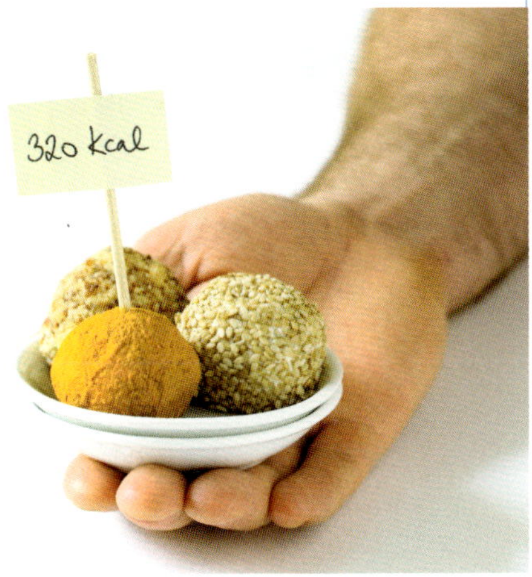

Geschmacksstörungen durch Medikamente

Bei einigen Erkrankungen sind Behandlungsformen erforderlich, die das Ge-

PRAXIS

Ingwer regt den Appetit an

Gegen Appetitlosigkeit und Übelkeit kann Ingwer helfen. Ingwer ist seit über 3 000 Jahren im Fernen Osten als Gewürz, aber auch als Heilmittel, bekannt. So werden ihm eine magenstärkende und appetitanregende Wirkung nachgesagt. Auch gegen Krämpfe und Blähungen im Verdauungssystem soll er wirksam sein. Der Wurzelstock der schilfartigen Ingwerpflanze kann entweder frisch gerieben oder auch getrocknet und gemahlen gekauft werden und hat einen sehr würzigen und zudem scharfen, leicht limonigen Geschmack.

Bereiten Sie beispielsweise einen frischen Ingwertee zu:

3	Scheiben frischer Ingwer
200 ml	Wasser
etwas	Zucker oder Honig
	Zitronensaft

- Ingwerscheiben in einen Topf geben, aufkochen und ca. 5 Minuten kochen lassen.
- Nach Belieben mit Zucker oder Honig süßen und mit etwas Zitronensaft abschmecken.

schmacksempfinden verändern können. Ein Beispiel ist die Chemotherapie, während der manche Speisen, z. B. rote Fleischsorten, als bitter empfunden werden. Folgende Tipps können den Betroffenen helfen:

- Wählen Sie alternativ Fisch, Hähnchen oder Pute.
- Man kann rotes Fleisch aber auch vor der Zubereitung in Fruchtsäften, Wein oder Sojasauce einlegen, um ein eventuell bitteres Geschmacksempfinden zu verringern.
- Wenn Sie eine generelle Abneigung gegen Fleisch haben, greifen Sie zu Milch und Milchprodukten.
- Vermeiden Sie bittere Zutaten wie Grapefruit oder Chicorée, da bitter schmeckende Lebensmittel möglicherweise intensiver als bisher wahrgenommen werden. Testen Sie es vorsichtig aus.

Abnahme des Geschmacks- und Geruchsempfindens im Alter

Einschränkungen des Geschmacks- und Geruchsempfindens sind Begleiterscheinungen des Alterns. Beim Kochen für ältere Menschen sollte deshalb kräftig gewürzt und die Speisen besonders aromatisch zubereitet werden. Verwenden Sie bekannte aromatische Lebensmittel: Speck, Zwiebeln, Knoblauch, Sellerie, Meerrettich, Gewürze und Kräuter wie Schnittlauch, Petersilie usw.

Bevorzugung von Süßspeisen bei Demenzkranken

Demenzkranke bevorzugen oft süße und fettreiche Speisen; saure und bittere meiden sie hingegen. Bei manchen geht die Vorliebe für Süßes so weit, dass sie pikante Speisen ganz ablehnen.

- Um den Speiseplan trotzdem möglichst abwechslungsreich zu gestalten, kann es hilfreich sein, pikante Gerichte zu süßen. Spaghetti Bolognese mit süßer Sauce und Käsebrot mit Marmelade hört sich zwar für uns gewöhnungsbedürftig an, ein Demenzkranker mag es aber vielleicht gern.
- Auch bei den Getränken fällt die Wahl eher auf sehr süße Säfte und Limonaden. Saure Getränke und Mineralwasser werden meist abgelehnt.

Wenn das Kochen keinen Spaß mehr macht

Vielen Menschen, die allein leben und nicht mehr viel Kraft haben, fehlt der Antrieb für die alltäglichen Dinge. Das Essen wird oftmals zur reinen Nahrungsaufnahme. Eine vollständige Mittagsmahlzeit zu kochen, wird als zu aufwändig für eine Person angesehen. So zieht oftmals eine große Eintönigkeit in den Speiseplan ein. Auf lange Sicht wird dadurch eine Mangelernährung gefördert. Versuchen Sie,

PRAXIS

Einen Menübringdienst auswählen

Hier finden Sie eine kleine Entscheidungshilfe für Betroffene, die sich mit Essen auf Rädern versorgen lassen möchten:

- Bevor Sie sich für einen Anbieter entscheiden, sollten Sie sich genau über Angebot und Leistung verschiedener Menüdienste informieren. Denn hier gibt es durchaus Unterschiede sowohl im Preis als auch in der Qualität. Lassen Sie sich deshalb vor Ihrer endgültigen Entscheidung ein Probemenü nach Hause bringen und prüfen Sie Geschmack und Aussehen.
- Kontrollieren Sie, ob auf der Verpackung Nährwertangaben und Zutatenliste deklariert sind. Achten Sie darauf, ob Sie diese einfach finden und gut lesen können.
- Überprüfen Sie die Verpackung und die Handhabung des Produktes. Die Verpackung sollte leicht zu öffnen sein und der Umgang mit dem Produkt (Erwärmen, Umfüllen usw.) sollte einfach und leicht verständlich sein.
- Verschaffen Sie sich einen ersten Eindruck zum Lieferservice (Pünktlichkeit, Freundlichkeit des Personals).
- Fragen Sie nach einem Wochen- beziehungsweise Monatsspeiseplan und erfragen Sie, in welchem Rhythmus sich die Speisepläne wiederholen. Vergleichen Sie die Menüpläne der verschiedenen mobilen Dienste in Ihrer Region.
- Erkundigen Sie sich nach dem Angebot der verschiedenen Kostformen wie pürierte Kost, laktosefreie Gerichte, vegetarische Speisen usw.
- Prüfen Sie, ob täglich frisches Obst und Salate angeboten werden.
- Vergleichen Sie Preise und Lieferbedingungen.

Seien Sie bei der Auswahl des mobilen Menüdienstes durchaus kritisch. Umso mehr werden Sie sich über die tägliche Lieferung der Gerichte freuen und diese mit Genuss und Appetit essen.

betroffene Personen mit folgenden Tipps zu motivieren:

- Betrachten Sie das Essen und die Essenszubereitung auch weiterhin als einen wichtigen und genussvollen Teil Ihres Lebens.
- Versuchen Sie, so oft wie möglich in Gesellschaft zu essen. Vielleicht geht es anderen Menschen aus Ihrem Umfeld genauso wie Ihnen. Kochen Sie gemeinsam Ihre Lieblingsrezepte. Auch Einkaufen macht gemeinsam mehr Spaß.
- Halten Sie Ausschau nach Mittagessensangeboten in Ihrer Umgegend, zum Beispiel Betriebskantinen, Uni- oder Schulmensen, Cafeteria in Kliniken oder öffentlichen Einrichtungen oder Restaurants mit Mittagstisch.

Beispiele für Anbieter ambulanter Essensversorgung

Art	Anbieter
Wohlfahrtsverbände	Arbeiterwohlfahrt (AWO), Deutscher Caritasverband (DCV), Deutscher Paritätischer Wohlfahrtsverband, Deutsches Rotes Kreuz (DRK), Diakonisches Werk
Hilfsorganisationen	Arbeiter-Samariter-Bund (ASB), Malteser Hilfsdienst e. V.
Privatunternehmen	Anbieter von Tiefkühlware, Caterer, Feinkostläden, Restaurants

Eine gute Alternative: Menübringdienste

Wird die selbständige Essenszubereitung zu mühsam, stellt die ambulante Versorgung über professionelle Anbieter eine sehr gute Alternative dar. Unter den Bezeichnungen Essen auf Rädern, Mahlzeitendienst, Menüservice, Essenbringdienst oder Catering werden regelmäßig fertig zubereitete Mahlzeiten bis an die Wohnungstür oder sogar in die Wohnung des Kunden geliefert. Die Kunden können die Speisen üblicherweise aus einem Wochenplan im Voraus wählen. Die Speisen werden in einem vereinbarten Zeitfenster täglich warm geliefert, oft auch an Wochenenden und Feiertagen. Die Lieferung erfolgt in der Regel in Thermomehrwegbehältern, entweder in Alu- oder Kunststoffschalen oder auf Porzellangeschirr. Alternativ haben viele Anbieter Tiefkühlkost im Sortiment, die für mehrere Tage bestellt und zu Hause aufgewärmt wird.

Adressen erhalten Sie bei der örtlichen Gemeinde- oder Sozialstation. Auch der Hausarzt ist in dieser Sache Ansprechpartner.

Wenn Nahrungsmittelunverträglichkeiten bestehen

Wenn nach dem Essen Beschwerden wie Durchfall, Blähungen oder Übelkeit auftreten, essen die betroffenen Menschen zum Teil weniger. Vor allem, wenn Nahrungsmittelunverträglichkeiten begleitend zu anderen Gesundheitsstörungen auftreten, können diese den Ernährungszustand deutlich beeinträchtigen. Der Begriff Nahrungsmittelunverträglichkeit umfasst eine ganze Reihe von Intoleranzen, die ganz unterschiedliche Ursachen haben. Sie reicht von toxischen Reaktionen über Enzymdefekte bis hin zu Allergien und Pseudoallergien. Auf die wichtigsten Unverträglichkeiten gehen wir im Folgenden ein.

In einem Ernährungs- und Beschwerdeprotokoll wird täglich protokolliert, was gegessen und getrunken wird. Dazu werden auftretende Beschwerden mit Intensität und Dauer notiert. Die Auswertung eines solchen Protokolls durch eine erfahrene Ernährungsfachkraft gibt häufig wichtige Aufschlüsse über mögliche Auslöser.

Tipp

Bei Verdacht auf eine Nahrungsmittelunverträglichkeit sollte eine ausführliche Diagnostik und ernährungstherapeutische Beratung erfolgen. Zum Auffinden von Unverträglichkeiten kann ein Ernährungs- und Beschwerdeprotokoll hilfreich sein.

Nahrungsmittelallergie

Bei einer echten Nahrungsmittelallergie handelt es sich um eine überschießende Reaktion des Immunsystems auf Eiweißbestandteile von Lebensmitteln. Eine Nahrungsmittelallergie liegt nur dann vor, wenn IgE-spezifische Antikörper nachgewiesen werden können. Bei einer allergischen Reaktion können nahezu alle Organsysteme beteiligt sein, am häufigsten sind jedoch Haut, Atemwege und Verdauungstrakt betroffen. Die Symptome sind meist Hautjucken, Fliesschnupfen oder ein Kratzen im Hals – sie können aber auch bis hin zum lebensbedrohlichen Kreislaufzusammenbruch reichen (anaphylaktischer Schock). Echte Nahrungsmittelallergien treten jedoch wesentlich seltener auf, als allgemein angenommen. Ein sicherer Nachweis für eine Nahrungsmittelallergie kann nur bei 3–4% der Bevölkerung erbracht werden. Die häufigsten Allergene sind Nüsse, Fisch und Schalentiere. Im Rahmen einer Kreuzallergie reagieren Pollenallergiker außerdem häufig auf verschiedene Obstsorten (vor allem Kern- und Steinobst), Gemüsesorten (zum Beispiel Sellerie) und einige Gewürze und Kräuter. Dies wird auch als orales Allergiesyndrom bezeichnet.

Laktoseintoleranz

Bei einer Laktoseintoleranz (Milchzuckerunverträglichkeit) besteht ein Mangel an Laktase, dem Enzym, das Milchzucker (Laktose) im Dünndarm spaltet. Bei unzureichender Aufspaltung der Laktose gelangt diese in den Dickdarm und wird dort durch die Dickdarmbakterien verstoffwechselt. Dabei entstehen Gase und andere Substanzen, die Beschwerden hervorrufen: vor allem Durchfall, Blähungen und Bauchschmerzen. Der Ersatz von Milch und Milchprodukten durch milchzuckerfreie Produkte ermöglicht es, die übliche gesunde Ernährungsweise beizubehalten und alle wichtigen Nährstoffe der Milch zuzuführen. Beispiele für milchzuckerfreie Produkte sind: Minus L von Omira, Schwarzwaldmilch LAC, Heirler, laktose freie Alpenmilch von Weihenstephan, laktosefreie Produkte von MUH Milchunion Hocheifel oder von Milbona (Lidl).

Tipp

Butter und Hartkäsesorten (zum Beispiel Bergkäse, Emmentaler, Appenzeller) sind nahezu laktosefrei. Hier können in der Regel herkömmliche Produkte eingesetzt werden.

Fruktoseintoleranz

Bei der Fruktoseintoleranz (Fruchtzuckermalabsorption) wird Fruchtzucker (Fruktose) im Dünndarm nur noch teilweise aufgenommen. Hierbei ist der Transport von Fruktose aus dem Dünndarm in den Blutkreislauf gestört. Ist die Aufnahme von Fruktose im Dünndarm verringert, so gelangt diese in den Dickdarm und wird dort von Bakterien abgebaut. Es entstehen – wie bei der Laktoseintoleranz – Gase und andere Substanzen, die Beschwerden wie Blähungen, Bauchschmerzen, Bauchkrämpfe, Übelkeit und Durchfälle hervorrufen. Neben Fruktose werden häufig auch die Zuckeraustauschstoffe Sorbitol (E420), Isomalt (E953), Mannit (E421), Xylit (E967), Laktit (E966) und Maltit (E965) nicht vertragen und wirken abführend. Liegt eine Fruktoseintoleranz vor, müssen fruktosehaltige Nahrungsmittel jedoch nicht komplett gemieden werden. In der Regel ist es ausreichend

- die Aufnahme von Fruktose etwas zu reduzieren, aber individuell verträgliche Mengen über den Tag verteilt aufzunehmen.
- die Zufuhr von Sorbit und anderen Zuckeraustauschstoffen zu vermeiden (vor allem vorhanden in »zuckerfreien« Getränken, Kaugummis, Bonbons).
- die Aufnahme von freier Fruktose durch den gleichzeitigen Verzehr von freier Glukose (Traubenzucker) zu verbessern. Achten Sie also auf ein ausgeglichenes Verhältnis oder essen Sie zu einem fruktosehaltigen Nahrungsmittel Glukose, zum Beispiel in Form von Traubenzucker zum Streuen.

Zöliakie

Die Zöliakie ist eine Erkrankung des Dünndarms. Hervorgerufen wird die Krankheit durch eine angeborene Unverträglichkeit gegenüber Gluten. Dieses Klebereiweiß kommt in einheimischen Getreidesorten (Weizen, Roggen, Gerste, Dinkel usw.) vor. Bei der Zöliakie wird die mit Falten und Zotten ausgestattete Dünndarmschleimhaut beim Verzehr von glutenhaltiger Nahrung so stark geschädigt, dass mitunter kaum noch Falten und Zotten vorhanden sind. Folglich ist die Oberfläche des Dünndarms zu klein, um alle Nährstoffe effektiv aufzunehmen und dem Körper zur Verfügung zu stellen. Die Folge sind neben typischen Magen-Darm-Beschwerden Symptome von Mangelerscheinungen, wie beispielsweise Schwäche, Müdigkeit, Blutarmut, Krämpfe und Knochenschmerzen. Die Therapie besteht in einem lebenslangen Ausschluss glutenhaltiger Lebensmittel wie der genannten Getreidesorten und daraus hergestelltem Brot, Nudeln, Mehl, Backwaren usw. Beim Vorliegen einer Zöliakie muss unbedingt eine intensive professionelle Beratung durch eine qualifizierte Ernährungsfachkraft erfolgen. Weitere Informationen erhalten Sie bei der Deutschen Zöliakie-Gesellschaft e. V. (www.dzg-online.de).

Wenn der Darm träge ist

Verstopfung kann verschiedene Ursachen haben. Bewegungsmangel, eine zu geringe Flüssigkeitszufuhr sowie verschiedene Medikamente können zu diesem Problem beitragen. Auch mit zunehmendem Alter nimmt die Häufigkeit von Darmträgheit zu. So klagen bereits 40 % der über 60-Jährigen über Stuhlprobleme. Nach dem 75. Lebensjahr nimmt die Zahl der Betroffenen noch einmal deutlich zu. Bei Frauen tritt Verstopfung dreimal häufiger auf als bei Männern. Eine Verstopfung führt neben Bauchschmerzen, Blähungen und allgemeinem Unwohlsein häufig auch zu Völlegefühl und dazu, dass die Betroffenen weniger essen.

Eine tägliche Zufuhr von Ballaststoffen in Kombination mit einer ausreichenden Flüssigkeitszufuhr trägt dazu bei, dass das komplexe Verdauungssystem gut funktioniert. Wenn der Darm träge wird, kann in vielen Fällen durch eine ballaststoffreiche Kost, eine ausreichende Trinkmenge und tägliche Bewegung Abhilfe geschaffen werden.

Wissen

Hervorzuheben ist allerdings, dass weder eine ballaststoffarme Ernährung noch eine zu geringe Flüssigkeitsaufnahme als alleinige Ursache für eine Verstopfung angesehen werden kann. Beachten Sie außerdem, dass bei einer akuten Verstopfung dringend der Arzt zur Abklärung der zugrunde liegenden Ursache aufgesucht werden sollte.

Steigerung der Ballaststoffzufuhr

Empfehlenswert ist, die Ernährung schrittweise auf eine ballaststoffreiche Kost mit mindestens 30 g Ballaststoffen pro Tag umzustellen. Die Umstellung sollte langsam über mehrere Tage beziehungsweise Wochen erfolgen, damit sich der Darm an die neue Situation gewöhnen kann. Zu Anfang wird er vielleicht mit Blähungen und Missempfindungen reagieren. Diese Begleiteffekte verschwinden aber in der Regel nach einer Eingewöhnungszeit von ein bis zwei Wochen.

Folgende Tipps erleichtern die Umstellung auf eine ballaststoffreiche Kost:

- Steigern Sie den Verzehr von Vollkornbrot auf etwa 200 g pro Tag – am besten eignet sich Brot aus fein gemahlenem Vollkornmehl.
- Ersetzen Sie beim Backen nach und nach Weißmehl durch Vollkornmehl.
- Steigern Sie den Verzehr sonstiger Vollkornprodukte (z. B. ungeschälter Reis, Vollkornnudeln).
- Essen Sie zum Frühstück oder zwischendurch Zerealien auf Vollkornbasis (50 g pro Tag).
- Essen Sie häufiger Obst und Gemüse: möglichst 2 Portionen Obst und 3 Portionen Gemüse pro Tag.
- Essen Sie öfter Gerichte mit Hülsenfrüchten.
- Essen Sie zwischendurch eingeweichtes Backobst. Bei Bedarf können Sie dieses fein pürieren.

PRAXIS

Unterstützende Maßnahmen gegen Verstopfung

- Essen Sie täglich Lebensmittel mit abführender Wirkung, zum Beispiel Joghurt, Quark, Dickmilch oder Sauerkraut.
- Schränken Sie den Verzehr ballaststoffarmer Lebensmittel wie Feinmehlbackwaren und -teigwaren, Zucker, Schokolade usw. ein.
- Nutzen Sie den natürlichen Entleerungsreiz, der insbesondere morgens durch ein ausreichendes Frühstück oder ein Glas kalten Fruchtsaft ausgelöst werden kann.
- Bewegen Sie sich regelmäßig, denn Bewegungsmangel fördert die Darmträgheit, während Bewegungsreize die Darmpassage der Nahrung fördern und damit auch den Stuhlgang stimulieren.

- Hilfreich können auch reine Ballaststoffzulagen sein, zum Beispiel Weizen- oder Haferkleie und Leinsamenschrot.

Ausreichende Flüssigkeitszufuhr

Denken Sie daran, ausreichend zu trinken – also mindestens 1,5 Liter pro Tag. Ballaststoffe können Ihre Funktion nur ausüben, wenn ausreichend Flüssigkeit vorhanden ist. Beachten Sie dazu unsere Empfehlungen auf S. 43/44.

Mindestens 1,5 Liter Getränke am Tag sollten es sein. Empfohlen werden insbesondere Wasser, mit Wasser verdünnte Fruchtsäfte, Gemüsesäfte, sowie ungesüßte Kräuter- und Früchtetees. Kaffee und schwarzer Tee wie auch Alkohol sollten in Maßen genossen werden.

Irmgard W., 74 Jahre

» Praktische Tipps für Mutter und Tochter

Für Frau W. ist es wichtig zu erkennen, dass zwischen ihrem Essverhalten, ihrem Körpergewicht und ihrer Bewegungsaktivität auf der einen Seite und ihrem Wohlbefinden, ihrer Gesundheit und ihrer Selbstbestimmung auf der anderen Seite ein Zusammenhang besteht. Ihr ist vielleicht nicht bewusst, dass sie nicht nur aufgrund des Schenkelhalsbruchs nun auf die Hilfe ihrer Tochter angewiesen ist – die voranschreitende Gewichtsabnahme und die dadurch bedingte Infektanfälligkeit haben zum guten Teil dazu beigetragen. Eine wichtige Voraussetzung dafür, dass sie wieder gesund, fit und eigenständig wird, ist eine Verbesserung ihres Ernährungszustands.

Zunächst sollte der Bedarf an Energie und Eiweiß geschätzt werden. So kann ein Speiseplan zusammengestellt werden, der Irmgard W. besser mit Nährstoffen versorgt und zu einer Gewichtsstabilisierung führt:
Energiebedarf: 56 kg × 30 kcal = ca. 1 700 kcal/Tag
56 kg × 1,2 g Eiweiß = ca. 70 g Eiweiß/Tag
Welche sinnvollen praktischen Ratschläge können Karin S. und ihrer Mutter Irmgard W. in ihrer Not helfen?

- Ausweitung der Mahlzeitenfrequenz von drei auf fünf bis sechs Mahlzeiten pro Tag. Es ist wichtig, Frau W. klarzumachen, dass sie sich nun Dinge erlauben darf, auf die sie jahrelang aufgrund ihres Übergewichtes verzichtet hat.
- Täglich eine Zwischenmahlzeit in Form eines energiereichen Shakes (siehe Rezepte S. 94–100).
- Karin S. kann für ihre Familie ein ganz normales Mittagessen kochen. Nur einzelne Komponenten (wie Suppe, Sauce, Beilage) sollten gemäß den Empfehlungen für ihre Mutter angereichert werden (siehe auch S. 41).
- Zum Abendessen möglichst immer etwas Besonderes zur Brotzeit reichen, zum Beispiel eingelegte Gurken, Mixed Pickles, eine Bouillon (mit wechselnder Einlage), Salat (zum Beispiel Gemüsesalate aus Roter Bete, Bohnen, Möhren, Sellerie), Obstsalat oder Quarkspeise (pikant oder süß).
- Für zwischendurch oder am Abend süße oder pikante Knabbereien bereitstellen.
- Einen Tagestrinkplan erstellen unter Berücksichtigung bevorzugter Getränke und die tatsächliche Trinkmenge über einige Tage protokollieren. Auch die Auswahl des richtigen Trinkgefäßes ist zu bedenken: Gibt es eine Lieblingstasse? Trinkt die Mutter lieber aus einem Glas oder einem Plastikbecher?

Das Essen sollte nicht auf die reine Nahrungsaufnahme beschränkt sein, sondern alle Sinne erfreuen und auch mit geselligen Aspekten verbunden sein, zum Beispiel:

- Jede Woche ein frischer Blumenstrauß auf den Esstisch.
- Kerzenlicht und/oder Hintergrundmusik zu den Mahlzeiten.
- Gesellschaft – Die Familienangehörigen sollten die Mahlzeiten so oft wie möglich gemeinsam einnehmen. Besuche sollten möglichst so geplant werden, dass sie zu einer Mahlzeit stattfinden, sodass gemeinsam gegessen wird.
- Rituale einführen – zum Beispiel ein gemeinsames Frühstück, wenn die Kinder aus dem Haus sind oder ein gemeinsamer Nachmittagskaffee mit Kuchen.

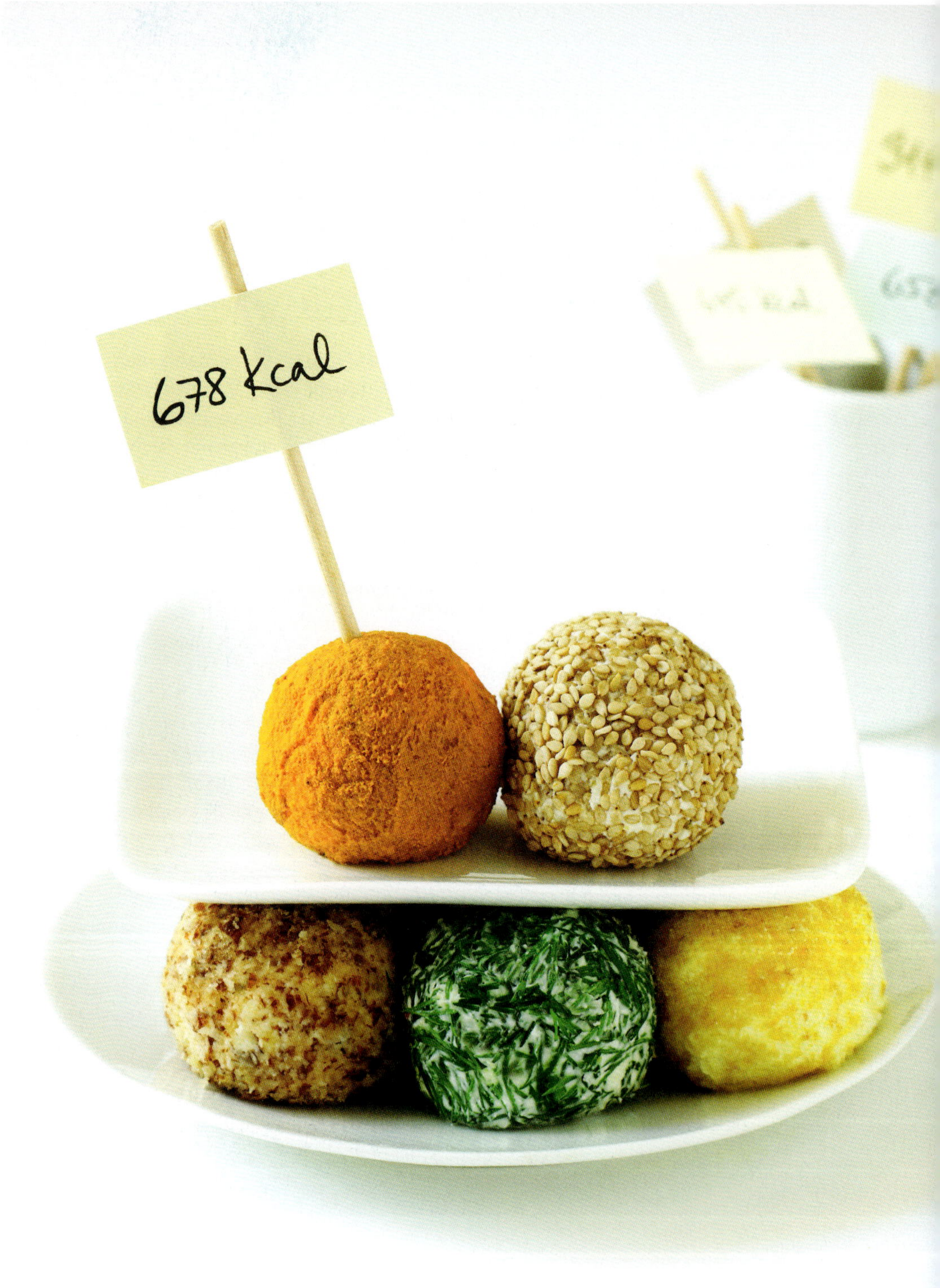
678 Kcal

Rezepte für den Alltag

In diesem Buch haben wir bewusst einfache, alltagstaugliche Rezepte ausgewählt. Der Schwerpunkt liegt darauf, wie bekannte Speisen für Personen mit Unterernährung so abgewandelt werden können, dass eine hohe Nährstoffdichte und vor allem eine hohe Kalorien- und Eiweißzufuhr erreicht wird. Dabei sollten fest verankerte Ernährungsgewohnheiten einbezogen und Lieblingsspeisen genutzt werden, um die Freude am Essen wieder zu fördern.

Seite	Rezept	Besonders geeignet bei	
		hohem Energie-bedarf	hohem Eiwe bedarf
71	Dinkelmüsli mit Früchten	✔	✔
72	Fitmacher-Müsli	✔	✔
73	Schokoladensuppe mit Schneebällchen	✔	✔
73	Erdbeerkaltschale mit Eierschaumklößchen	✔	
74	Zwiebackbrei	✔	✔
74	Haferbrei	✔	✔
74	Grießbrei	✔	✔
74	Reisbrei	✔	✔
76	Arme Ritter	✔	✔
76	Buntes Rührei auf Toast	✔	✔
78	Tomatencremesuppe	✔	
80	Blumenkohlcremesuppe	✔	
80	Kartoffelsuppe	✔	
81	Käsestangen	✔	
81	Bunte Muffins	✔	
82	Pizzamuffins	✔	
84	Kräuter-Avocado-Quark	✔	✔
84	Schinken-Kräuter-Creme	✔	✔
85	Gefüllte Blätterteigtaschen	✔	
86	Mozzarella-Häppchen	✔	✔
86	Käsesalat mit Äpfeln	✔	✔
88	Heidelbeermuffins	✔	
89	Grieß-Dukaten	✔	
89	Feine Kaffeepralinen	✔	
90	Walnusspralinen mit Aprikosen	✔	
90	Mandellikör-Kugeln	✔	

rhöhter Ballaststoffzufuhr	mäßigen Kau- und Schluckbeschwerden	starken Kau- und Schluckbeschwerden	Süßpräferenz
✔	✔		✔
✔	✔	✔	✔
	✔	✔	✔
	✔	✔	✔
	✔		✔
✔	✔		✔
	✔		✔
	✔		✔
✔	✔		✔
✔	✔		
	✔	✔	
	✔	✔	
	✔	✔	
	✔		
	✔		
	✔		
	✔		
			✔
✔	✔		✔
✔	✔		✔
			✔
			✔
			✔

Seite	Rezept	Besonders geeignet bei	
		hohem Energie-bedarf	hohem Eiwe[iß]-bedarf
92	Müslikugeln mit Kokosflocken	✔	
93	Pistazien-Kugeln	✔	
93	Frischkäsebällchen im Schnittlauchmantel	✔	
94	Fruchtshake	✔	
95	Birnenshake à la Helene	✔	✔
95	Nuss-Nougat-Shake	✔	✔
96	Schlemmermilch	✔	✔
96	Aprikosenshake mit Marzipan	✔	✔
97	Zwetschgenshake mit Zimtsahne	✔	✔
97	Kirsch-Marzipan-Shake	✔	✔
98	Blaubeer-Buttermilch-Shake	✔	✔
98	Himbeer-Buttermilch-Shake	✔	✔
100	Tomaten-Buttermilch-Shake	✔	✔
100	Gurken-Kefir-Shake	✔	✔
102	Fruchtige Geflügelsuppe	✔	✔
104	Kichererbsencremesuppe	✔	✔
105	Feine Kartoffelsuppe mit Lachs	✔	✔
105	Käse-Porree-Suppe mit Hackfleisch	✔	✔
106	Fleischbrühe Grundrezept		
107	Kräftige Hühnerbrühe Grundrezept		
107	Hausgemachte Gemüsebrühe		
108	Tortellini mit Spinat, Ricotta und Ei	✔	✔
110	Kartoffel-Thunfisch-Soufflé	✔	✔
111	Nudelgratin mit Hackfleisch und Spinat	✔	✔
112	Kichererbsen-Gemüse-Auflauf	✔	✔
114	Lachsterrine	✔	✔

rhöhter Ballaststoff-zufuhr	mäßigen Kau- und Schluckbeschwerden	starken Kau- und Schluckbeschwerden	Süßpräferenz
✔	✔		✔
✔	✔		✔
	✔		
	✔	✔	✔
	✔	✔	✔
	✔	✔	✔
	✔	✔	✔
	✔	✔	✔
	✔	✔	✔
	✔	✔	✔
	✔	✔	✔
	✔	✔	✔
	✔	✔	
	✔	✔	
	✔		✔
✔	✔		
	✔		
	✔		
	✔	✔	
	✔	✔	
	✔	✔	
	✔		
	✔		
	✔		
✔	✔		
	✔	✔	

Seite	Rezept	Besonders geeignet bei	
		hohem Energie-bedarf	hohem Eiwe bedarf
115	Brokkoli-Möhren-Timbale		
115	Kartoffel-Möhren-Püree mit Orange	✔	
116	Bananenpfannkuchen	✔	✔
118	Reibekuchen mit Apfelmus	✔	
118	Omelett	✔	✔
119	Kirsch-Quark-Auflauf	✔	✔
120	Käsespätzle	✔	✔
122	Tortellini oder Cappelletti in Salbeibutter	✔	✔
122	Polentaschnitten	✔	✔
123	Hirserisotto	✔	✔
123	Curryreis mit Mandeln oder Pinienkernen	✔	
124	Kartoffelpüree	✔	✔
125	Kartoffel-Käse-Auflauf	✔	✔
125	Braune Sauce auf Gemüsebasis		
126	Helle Sauce auf Gemüsebasis		
126	Dillsauce		
128	Rote Grütze mit Vanillejogurt	✔	
128	Mascarpone- Creme auf frischer Mango	✔	
130	Schokoladeneis mit Orangen-Vanille-Sauce	✔	
130	Nussjoghurt mit Pflaumenmus	✔	✔
131	Schwarzwaldbecher	✔	✔
131	Beeren-Tiramisu	✔	
132	Milchreis mit Erdbeerpüree	✔	
132	Vanillepudding mit Obst	✔	

rhöhter Ballaststoff-zufuhr	mäßigen Kau- und Schluckbeschwerden	starken Kau- und Schluckbeschwerden	Süßpräferenz
	✔	✔	
	✔	✔	✔
	✔		✔
	✔		✔
	✔		
	✔		✔
	✔		
	✔		
	✔		
✔	✔		
	✔		✔
	✔	✔	
	✔		
	✔	✔	
	✔	✔	
	✔	✔	
✔	✔		✔
	✔		✔
	✔	✔	✔
	✔		✔
	✔		✔
	✔		✔
	✔		✔
	✔		✔

Die Rezepte sind primär gedacht, um die gewohnte Kostzusammenstellung geschickt mit energiereichen Komponenten zu ergänzen. Steht auf dem Speiseplan der Familie ein traditioneller Rinderbraten, so kann dieser für die betroffene Person mit einer angereicherten Sauce und einem gehaltvollen Kartoffelpüree kombiniert werden. Für die Zubereitung bedeutet dies keinen großen Mehraufwand – es muss nicht separat gekocht werden. Mit ein paar zusätzlichen Handgriffen sind die angereicherten Komponenten schnell hergestellt. Zusätzlich kann der Speiseplan mit energiereichen Zwischenmahlzeiten (Shakes, Süßspeisen, Quarkspeisen usw.)

PRAXIS

Die wichtigsten Küchenmaße

Mit den nachfolgenden Gewichtsangaben soll das Abmessen der täglichen Portionen erleichtert werden. Da weder Löffelgrößen noch Tassen genormt sind, ist sehr zu empfehlen, die hier gemachten Gewichtsangaben einmal mit Hilfe der Waage und des Litermaßes zu überprüfen.

Flüssigkeiten	Feste Lebensmittel *
¼ l = 250 ml = 16 EL Flüssigkeit	1 TL Kakao = 2 g
⅛ l = 125 ml = 8 EL Flüssigkeit	1 TL Salz/Zucker = 5 g
1dl = 100 ml = 6–7 EL Flüssigkeit	1 TL Speisestärke = 3 g
1 Suppenteller = 250 ml	1 TL Honig/Konfitüre = 5 g
1 kleine Tasse = 125–150 ml	1 TL Butter/Margarine = 5 g
1 Weinglas = 90 ml	3 TL = 1 EL
1 Schnapsglas = 20 ml	1 EL Haferflocken = 7 g
1 Wasserglas = 150–200 ml	1 EL Rosinen = 5 g
1 Esslöffel = 10–15 ml	1 EL Haselnüsse, gehackt = 5 g
1 Teelöffel = 5 ml	1 EL Mehl = 12 g
	1 EL Quark/Crème double = 20 g

*Teelöffel und Esslöffel sind gestrichen
(gehäufte Teelöffel und Esslöffel entsprechen etwa der doppelten Menge)

Abkürzungen

E = Eiweiß
EL = Esslöffel
F = Fett
g = Gramm
kcal = Kilokalorie
KH = Kohlenhydrat
l = Liter
mg = Milligramm
ml = Milliliter
Msp. = Messerspitze
Pk. = Päckchen
TK = Tiefkühl-Produkt
TL = Teelöffel

ergänzt werden. Tageskostpläne am Ende des Rezeptteils zeigen verschiedene Kombinationsmöglichkeiten.

Hier noch einige Hinweise zu den folgenden Rezepten:

- Die meisten Rezepte sind für die Zubereitung von einer Portion angegeben. Im privaten Bereich ist meist nur eine Person betroffen – und für die Zubereitung in der Diätküche einer Klinik können Sie die Rezepte problemlos für mehrere Personen hochrechnen.
- Die Portionsgrößen orientieren sich an üblichen Portionierungsempfehlungen. Je nach Hunger, Appetit und begleitenden Speisen können die Portionsgrößen angepasst werden.
- Die Mengenangaben der Lebensmittel beziehen sich, falls nicht extra vermerkt, auf die fertige, vorbereitete Ware, also den verzehrbaren Anteil. Der Küchenabfall, der bei der Zubereitung entsteht (Schale, Haut oder Knochen), ist bereits abgezogen.
- Zum Süßen ist bei den Rezepten Zucker, Honig oder Sirup angegeben. In manchen Situationen kann es sinnvoll sein, stattdessen Süßstoff zu verwenden, zum Beispiel bei Diabetes mellitus. Bei vielen Rezepten können Zucker, Honig oder Sirup bei Bedarf durch flüssigen Süßstoff oder Streusüße (Süßstoff zum Streuen) ersetzt werden.

Tipp

Für Patienten mit Milchunverträglichkeit: Bei einer Unverträglichkeit gegenüber Milchprodukten (Milchallergie) können Sie alternativ Produkte auf Sojabasis verwenden (Sojamilch, Sojajoghurt, Sojasahne, Sojapudding usw.). Auch Reis-, Hafer-, Kokos- und Mandelmilch sind geeignet. Bei einer Milchzuckerunverträglichkeit können außerdem milchzuckerfreie Milchprodukte eingesetzt werden: beispielsweise Minus L von Omira, Schwarzwaldmilch LAC, Heirler, laktosefreie Alpenmilch von Weihenstephan, laktosefreie Produkte von MUH Milchunion Hocheifel oder von Milbona (Lidl).

Alle Rezepte wurden mit der Ernährungssoftware DGE-PC professional Version 5.1 berechnet.

Besondere Lebensmittel und Produkte

Um den Betroffenen eine ausreichende Energiezufuhr zu erleichtern, verwenden wir in den Rezepten nicht nur viele von Natur aus kalorienreiche Zutaten, sondern auch ein paar besondere Lebensmittel – die wollen wir hier kurz vorstellen. Ebenso Hilfsmittel, die die Zubereitung von Mahlzeiten bei Kau- und Schluckbeschwerden erleichtern.

Dickungsmittel. Geschmacksneutrale Pulver zum Andicken von Speisen und Getränken mit dem Ziel, die Nahrungs- und Flüssigkeitsaufnahme bei Kau- und Schluckstörungen (Dysphagie) zu erleichtern. Spezielle Dickungsmittel für Dysphagiepatienten werden in der Regel auf der Basis von modifizierter Maisstärke hergestellt. Sie können für kalte und warme Getränke und flüssige Speisen verwendet werden. Mit Hilfe von Dickungsmitteln können Flüssigkeiten zu verschiedenen Konsistenzen angedickt werden (Sirup, honigartig, Pudding). Die benötigte Menge an Pulver richtet sich nach der Art der anzudickenden Flüssigkeit oder Speise (z. B. Kaffee, Saft, Trinknahrung oder pürierte Speisen). Die Pulver sind einfach und schnell in der Zubereitung. Die gewünschte Konsistenz wird nach ca. 1 Minute erreicht. Die Produkte dicken nicht nach und sind thermostabil. Produktbeispiele: Resource ThickenUp, Thick & Easy, Nutilis Powder. Bezugsquellen siehe S. 140.

Eiweißpulver. Geschmacksneutrale Pulver zur Erhöhung der Eiweißzufuhr, die meist auf der Basis von Milch- oder Sojaeiweiß hergestellt werden. Sie können zur Eiweißanreicherung in kalten und warmen Speisen und Getränken eingesetzt werden. Produktbeispiele: Fresubin Protein Powder Neutral, Resource Instant Protein 88.

Maltodextrin. Geschmacksneutrales Pulver zur Energieanreicherung, das aus Maisstärke gewonnen wird. Es enthält ausschließlich Kohlenhydrate, das heißt, es ist frei von Eiweiß, Fetten und sonstigen Nährstoffen wie Vitaminen. Es kann sowohl zur Anreicherung von kalten und heißen als auch von süßen und herzhaften Speisen eingesetzt werden.

Silikonförmchen. Formen aus lebensmittelechtem Silikon, die es ermöglichen, eine pürierte Speise in die ursprüngliche Lebensmittelform zu bringen, zum Beispiel Hähnchenkeule, Fischfilet, Pariser Karotten (Bezugsquellen siehe S. 140). Alternativ können Standard-Silikonförmchen eingesetzt werden, die in Haushaltswarengeschäften erhältlich sind.

Frühstücksideen

Ein gutes Frühstück ist der perfekte Start in den Tag. Ganz egal, ob Sie der herzhafte Frühstückstyp sind, es lieber süß mögen oder am Morgen besonders auf eine gesunde Auswahl achten – wichtig ist, dass Sie den Tag in Ruhe mit einem Frühstück beginnen.

Wenn Sie in der Frühe noch nichts essen können, sollten Sie wenigstens eine Kleinigkeit zu sich nehmen und später ein zweites Frühstück einplanen. Gut geeignet für Frühstücksmuffel sind:

- ein Glas Milch oder Saft
- ein Milchshake
- ein Becher Joghurt
- eine Quarkspeise
- Zwieback oder Kekse

Dinkelmüsli mit Früchten

Ca. 25 Min. + 10 Std. Einweichzeit

- Am Vortag das grob geschrotete Getreide mit kaltem Wasser zu einem festen Brei verrühren. Zugedeckt über Nacht stehen lassen.
- Am nächsten Tag Bananen schälen und in Scheiben schneiden. Mit Zitronensaft beträufeln, damit die Scheiben nicht braun werden. Himbeeren verlesen (tiefgefrorene Himbeeren auftauen lassen).
- Joghurt, Sahne und Honig glatt rühren. Zwei Drittel der Joghurtsauce mit dem Getreideschrot mischen.
- Zwei Scheiben Bananen, zwei Himbeeren und einige Haselnussblättchen beiseitelegen. Restliches Obst, Haselnussblättchen und Rosinen unter den Getreidebrei heben. In einem Schälchen anrichten. Den restlichen Joghurt darüber geben. Mit dem zurückbehaltenen Obst und den Nussblättchen garnieren.

▶ Für 1 Person

60 g Dinkel- oder Weizenkörner (gibt es im Reformhaus; grob schroten lassen) · 50 g Banane (½ Stück) · 5 ml Zitronensaft (1 TL) · 60 g frische oder tiefgefrorene Himbeeren · 75 g Joghurt, 3,5 % Fett (½ Becher) · 20 ml Schlagsahne, 30 % Fett (2 EL) · 5 g Honig (1 TL) · 5 g Haselnüsse, gehobelt (1 EL) · 5 g Rosinen (1 EL)

▶ Nährwerte pro Portion

440 kcal, 16 g E, 14 g F, 61 g KH

Fitmacher-Müsli

Ca. 10 Min.

▶ Für 1 Person

- 50 g kernige Haferflocken (5 EL)
- 125 g Schlagsahne, 30 % Fett
- 125 g Apfel (ca. 1 Stück)
- 50 g Banane (ca. ½ Stück)
- 5 ml Zitronensaft (1 TL)
- 5 g Honig (1 TL)
- 10 g Rosinen (1–2 EL)
- 10 g Haselnüsse, gehackt (1–2 EL)

- Haferflocken und Sahne in eine Schüssel geben.
- Apfel waschen, vierteln, das Gehäuse herausschneiden und raspeln. Banane schälen und in Scheiben schneiden.
- Das Obst mit dem Zitronensaft beträufeln und dann zusammen mit den anderen Zutaten zu den Haferflocken geben. Alles verrühren und 5–10 Minuten durchziehen lassen.

Variationen:

Das Rezept kann nach Belieben mit anderen Zutaten ergänzt oder abgeändert werden: z. B. andere Obstsorten, zusätzlich Sonnenblumenkerne oder andere getrocknete Früchte, Sahnequark oder -joghurt statt Schlagsahne.

Bei Kau- und Schluckstörungen:

Bei leichten Kau- und/oder Schluckstörungen verwenden Sie blütenzarte Haferflocken und weichen diese über Nacht in etwas Wasser oder Milch ein (Aufbewahrung verschlossen im Kühlschrank). Schälen Sie den Apfel und nehmen Sie gemahlene statt gehackte Haselnüsse.

Bei stärker ausgeprägten Kau- und Schluckstörungen verfahren Sie wie oben und pürieren das Müsli anschließend mit einem Pürierstab. Sollte eine festere Konsistenz der nun homogenen Masse notwendig sein, dicken Sie das Müsli mit etwas Dickungsmittel an (Bezugsquellen siehe S. 140).

▶ Nährwerte pro Portion

623 kcal, 14 g E, 29 g F, 74 g KH

Schokoladensuppe mit Schneebällchen

Ca. 20 Min.

25 g Zartbitterschokolade · 25 g Mokka-Schokolade · 70 g Schlagsahne, 30 % Fett · 60 g Milch, 3,5 % Fett · 1/4 Eiweiß · 20 g Zucker · einige Spritzer Zitronensaft · Kakaopulver zum Bestäuben

- Die Schokolade hacken. Sahne und Milch in einen Topf geben und erhitzen. Die Schokolade darin auflösen. Das Eiweiß steif schlagen und dabei den Zucker einrieseln lassen. Einige Spritzer Zitronensaft zugeben. In einem Topf Wasser zum Sieden bringen. Von dem Eischnee mit 2 Teelöffeln kleine »Bällchen« abstechen, in das siedende Wasser geben und bei geschlossenem Deckel 4–5 Minuten garen. Die Suppe in einen Teller füllen, die Schneebällchen zur Suppe geben und mit Kakao bestäubt servieren.

▶ Nährwerte pro Portion
614 kcal, 10 g Eiweiß, 40 g Fett,
53 g Kohlenhydrate

Tipp

Statt Schneebällchen können Sie auch süße Grießklößchen oder kleine Hefeklößchen zugeben. Wenn es schnell gehen soll, geben Sie einfach ein paar Tupfer Sprühsahne als Garnitur auf die Schokoladensuppe.

Erdbeer-Kaltschale mit Eierschaumklößchen

Ca. 30 Min.

1/4 Zitrone · 150 g Erdbeeren · 60 ml Apfelsaft · 5 g Vanillezucker (1 TL) · 1/4 Eiweiß · 15 g Zucker (1 EL) · 1 Pr. Salz · 1 TL Pistazienkerne, gehackt

- Die Zitrone waschen. Von 1/4 Zitrone die Schale mit einem Zestenreißer in feinen Streifen abziehen und anschließend den Saft auspressen. Erdbeeren waschen und putzen. Einige Beeren klein schneiden. Die restlichen Erdbeeren mit Apfelsaft, Vanillezucker und Zesten in eine Schüssel geben und mit einem Stabmixer pürieren. Mit etwas Zitronensaft abschmecken. Erdbeerstücke in die Kaltschale geben und zugedeckt 20–30 Minuten kalt stellen. Währenddessen Eiweiß steif schlagen, dabei Zucker und Salz einrieseln lassen. In einem Topf Wasser zum Sieden bringen. Von dem Eischnee mit 2 Teelöffeln kleine Klößchen abstechen, in das siedende Wasser geben und bei geschlossenem Deckel 4–5 Minuten ziehen lassen. Danach Klößchen mit einer Schaumkelle herausheben, in die abgekühlte Suppe geben und mit den gehackten Pistazienkernen bestreuen.

▶ Nährwerte pro Portion
222 kcal, 5 g Eiweiß, 5 g Fett,
38 g Kohlenhydrate

Zwiebackbrei

Ca. 5 Min.

▶ Für 1 Person

200 ml Milch · 4 Scheiben Zwieback

- Die Milch in einem Topf erwärmen. Den Zwieback in einen tiefen Teller geben.
- Die warme Milch über den Zwieback gießen und warm servieren.

▶ Nährwerte pro Portion

280 kcal, 11 g E, 9 g F, 39 g KH

Grießbrei

15 Min.

▶ Für 1 Person

250 ml Milch · 30 g Grieß · 10 g Zucker (1 EL) · ½ Pk. Vanillezucker · 1 Prise Salz

- Die Milch in einem Topf zum Kochen bringen. Den Topf vom Herd nehmen und den Grieß einrühren. Zucker, Vanillezucker und Salz zugeben.
- Den Deckel auf den Topf legen und den Brei einige Minuten ziehen lassen.

▶ Nährwerte pro Portion

322 kcal, 12 g E, 9 g F, 47 g KH

Haferbrei

10 Min.

▶ Für 1 Person

150 g Vollmilch · 50 g Haferflocken · 1 EL Honig

- 100 ml Milch und die Haferflocken in einem Topf unter Rühren zum Kochen bringen. Den Topf vom Herd nehmen.
- Die Masse mit der restlichen Milch und dem Honig zu einem geschmeidigen Brei verrühren.

▶ Nährwerte pro Portion

321 kcal, 12 g E, 9 g F, 48 g KH

Reisbrei

30 Min.

▶ Für 1 Person

250 ml Vollmilch · 60 g Milchreis · 1 Prise Salz

- Die Milch, den Milchreis und das Salz in einem Topf zum Kochen bringen und unter ständigem Rühren zum Kochen bringen.
- Den Reisbrei 20 Minuten köcheln lassen. Dabei gelegentlich umrühren.

▶ Nährwerte pro Portion

373 kcal, 13 g E, 9 g F, 58 g KH

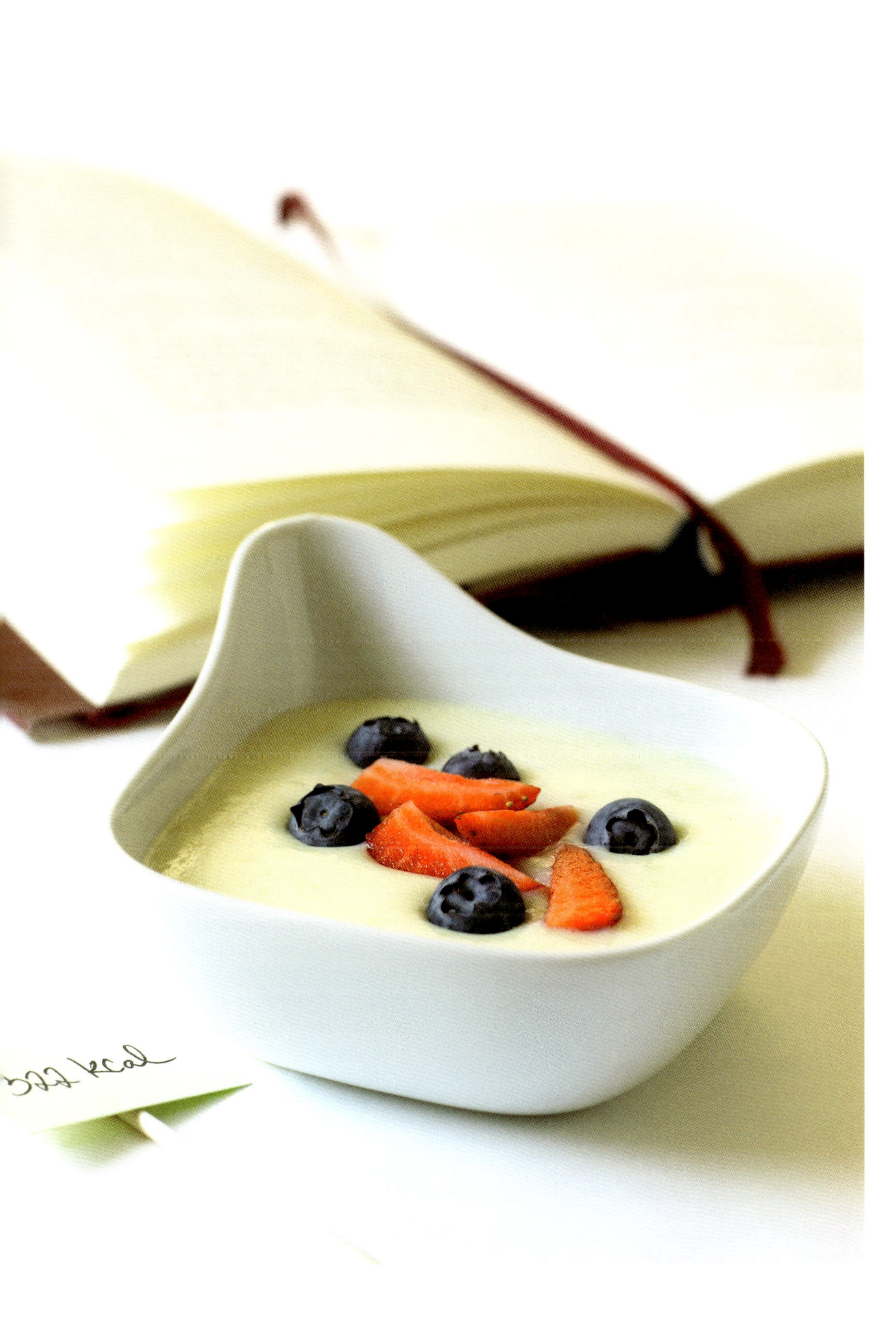
322 kcal

Arme Ritter

Ca. 20 Min.

▶ Für 1 Person

100 g Vollkorntoast (4 Scheiben) · 80 ml Milch, 3,5 % Fett · 20 g Puderzucker · 1 Prise Zimt · 5 g Vanillezucker (1 TL) · 1 Ei · 20 g Butter · Ahornsirup oder zerlassene Butter zum Beträufeln

- Die Toastbrote entrinden. Milch, Puderzucker, Zimt und Vanillezucker in einen tiefen Teller geben und verrühren. Das Ei hinzugeben und alles verquirlen. Die entrindeten Toastscheiben in die Eiermilch legen und einige Minuten vollsaugen lassen.
- Die Butter in einer Pfanne schmelzen lassen. Bei niedriger Hitze die Toastscheiben in 3–5 Minuten goldgelb werden lassen. Bitte beachten Sie: Je länger die Toastscheiben gebacken werden, desto härter wird die Kruste.
- Die armen Ritter je nach Belieben mit Ahornsirup oder zerlassener Butter beträufeln.

▶ Nährwerte pro Portion

674 kcal, 18 g E, 29 g F, 85 g KH

Buntes Rührei auf Toast

Ca. 20 Min.

▶ Für 1 Person

2 Eier · 50 g Kondensmilch oder Schlagsahne · Salz · Pfeffer · 30 g Zwiebel (½ Stück) · 40 g Paprikaschote (¼ Stück) · 50 g Speckwürfel · 10 ml Rapsöl (1 EL) · 50 g Vollkorntoast (2 Scheiben) · 20 g Butter (4 TL)

- Die Eier mit Kondensmilch oder Sahne verquirlen, mit Salz und Pfeffer würzen.
- Die Zwiebel schälen, die Paprikaschote waschen und putzen. Beides in kleine Würfel schneiden.
- Das Fett in der Pfanne erhitzen. Zwiebeln und Würfelspeck leicht anbraten. Die Paprikastücke in die Pfanne legen. Nun die Eimischung dazugeben und bei mäßiger Temperatur langsam unter ständigem Rühren stocken lassen.
- Zwei Scheiben Toast im Toaster hellbraun rösten und mit Butter bestreichen. Rührei auf dem Toast servieren.

Variationen:

Das Rezept kann mit Schafskäse, Tomaten und Schnittlauch ergänzt oder mit gekochtem Schinken statt Speckwürfeln abgeändert werden. Auch Champignons und Frühlingszwiebeln eignen sich prima.

▶ Nährwerte pro Portion

681 kcal, 33 g E, 48 g F, 31 g KH

▶ Buntes Rührei auf Toast

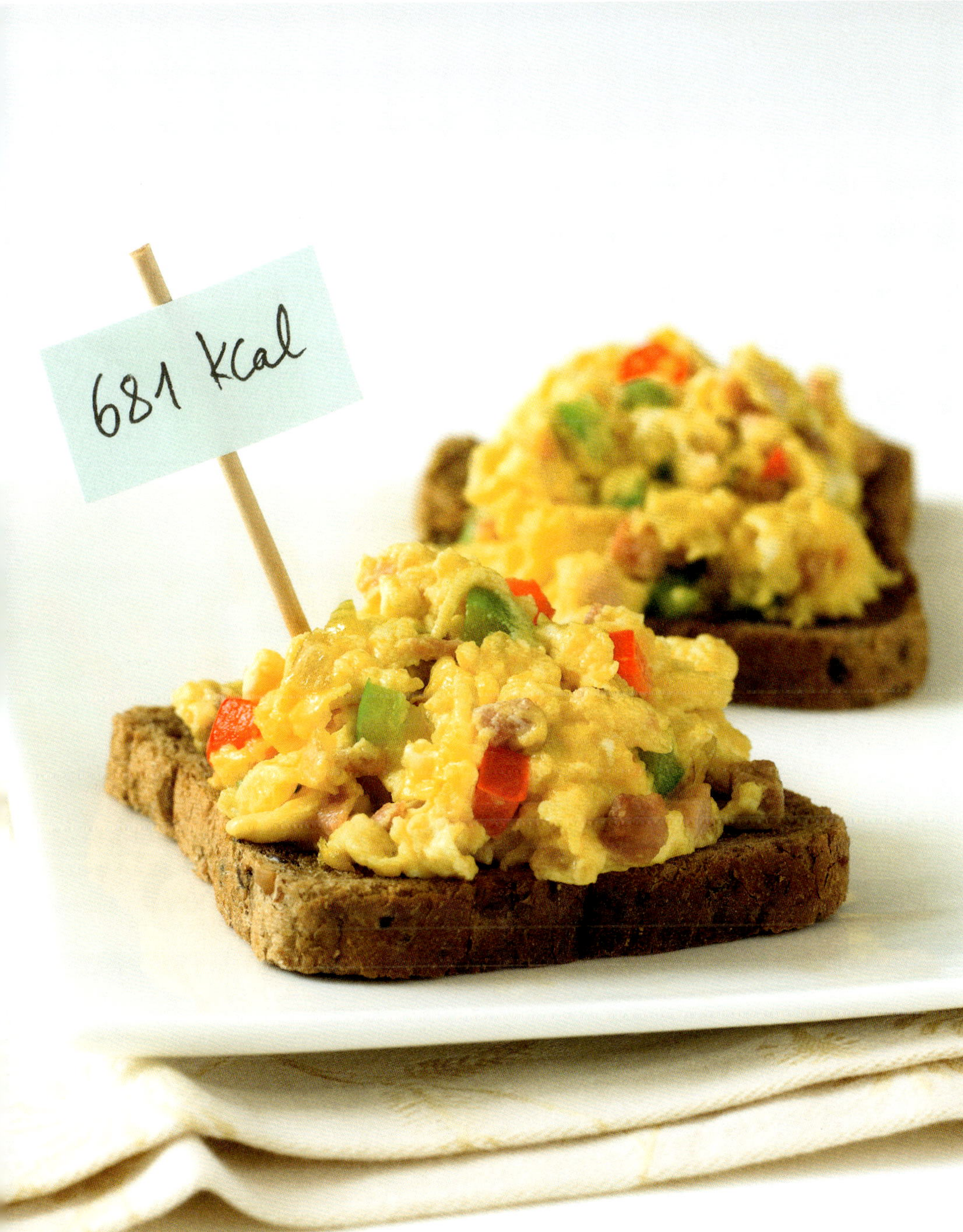
681 Kcal

Kleinigkeiten für zwischendurch

Kleine Zwischenmahlzeiten tragen maßgeblich zur Energie- und Nährstoffzufuhr bei. Nutzen Sie deshalb die Zeit zwischen den Hauptmahlzeiten und gönnen Sie sich kleine Leckereien. Diese können, je nach Belieben, herzhaft oder süß sein.

Tomatencremesuppe

Ca. 20 Min.

▶ Für 1 Person

- 80 g Tomaten
- 50 g Zwiebel
- 10 g Margarine (2 TL)
- 20 g Tomatenmark (2 EL)
- 100 ml Gemüsebrühe
- 12 g Weizenmehl (1 EL)
- 10 ml Milch, 3,5 % Fett
- 30 ml Kaffeesahne, 20 % Fett
- 25 g Maltodextrin

- Tomaten waschen und in Viertel schneiden. Zwiebel schälen und würfeln.
- Fett erhitzen, Zwiebel darin andünsten. Tomatenmark zugeben und kurz mit anrösten. Tomaten in den Topf geben, mit Brühe unter Rühren ablöschen, aufkochen und 10 Minuten in der Nachwärme fertig garen.
- Tomaten pürieren und nochmals aufkochen. Mehl mit etwas Wasser verquirlen, einrühren und in der Nachwärme quellen lassen. Milch, Kaffeesahne und Maltodextrin unterrühren.

▶ Nährwerte pro Portion

321 kcal, 4 g E, 16 g F, 39 g KH

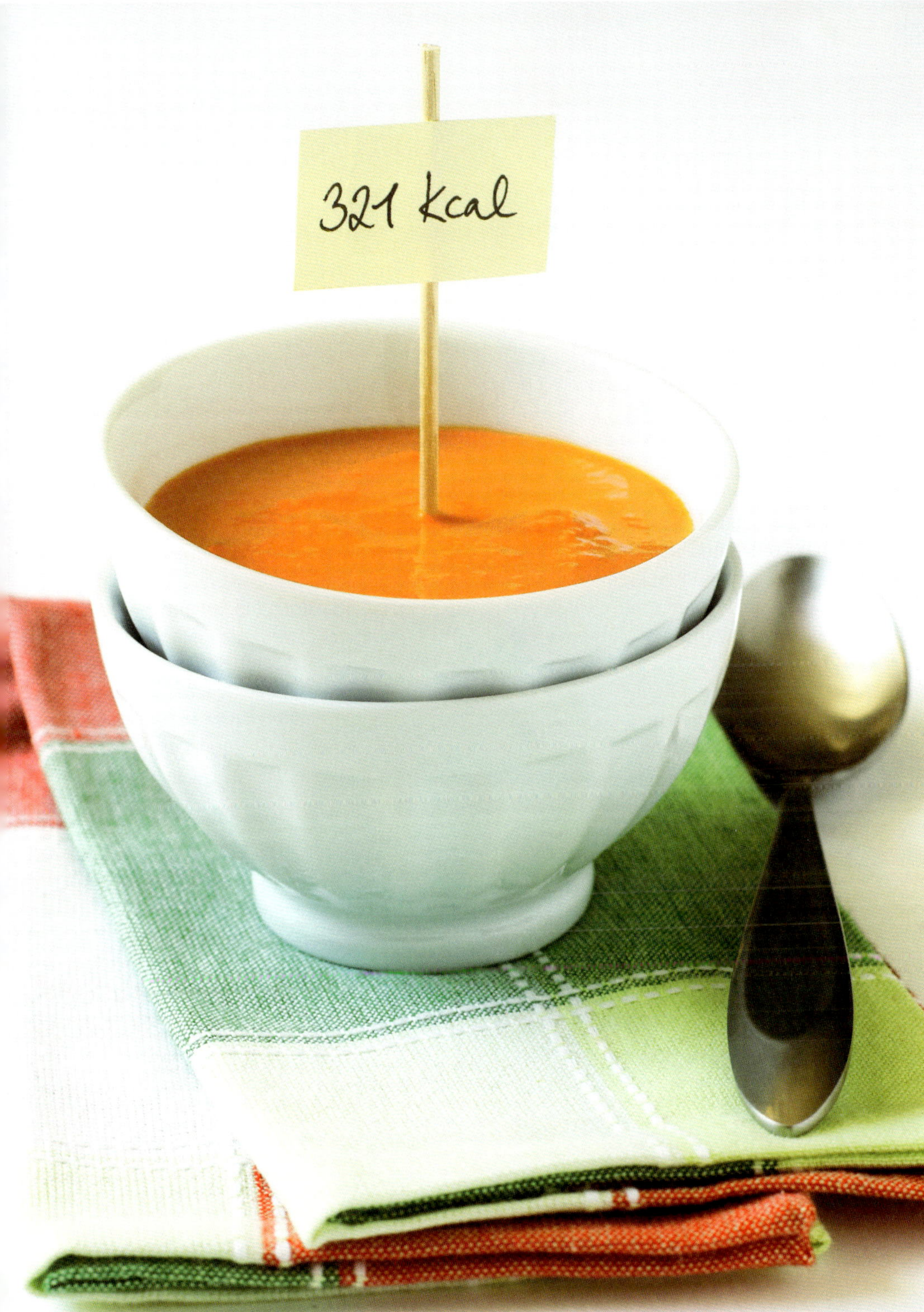
321 Kcal

Blumenkohl-cremesuppe

Ca. 20 Min.

▶ Für 1 Person

80 g Blumenkohl (frisch oder tiefgekühlt) · 120 ml Gemüsebrühe · 8 g Margarine · 8 g Weizenmehl (2 TL) · 10 ml Milch, 3,5 % Fett (1 EL) · 30 ml Kaffeesahne 20 % Fett · 25 g Maltodextrin

- Frischen Blumenkohl putzen, in Röschen teilen und waschen beziehungsweise tiefgekühlten Blumenkohl auftauen lassen. Mit Gemüsebrühe und Salz aufkochen, 5–10 Minuten weiter kochen lassen.
- Nach dem Garen Blumenkohlbrühe abgießen, auffangen und abkühlen lassen. Blumenkohl pürieren.
- Fett erhitzen, Mehl zugeben und unter ständigem Rühren hellgelb andünsten. Mit der erkalteten Brühe unter Rühren ablöschen, aufkochen und 5 Minuten in der Nachwärme quellen lassen. Blumenkohlpüree, Milch, Kaffeesahne und Maltodextrin unterrühren.

Variationen:

Die Cremesuppe kann auch mit anderen Gemüsesorten wie Brokkoli oder Karotten hergestellt werden.

▶ Nährwerte pro Portion

292 kcal, 4 g E, 15 g F, 35 g KH

Kartoffelsuppe

Ca. 30 Min.

▶ Für 1 Person

80 g Kartoffeln · 80 g Suppengemüse (Sellerie, Porree, Karotten) · 40 g Zwiebel · 150 ml kräftige Gemüsebrühe · Salz · Pfeffer · Muskat · Majoran · 20 ml Sahne (2 EL) · 25 g Maltodextrin

- Die Kartoffeln schälen, das Suppengemüse waschen und Sellerie und Karotten schälen. Gemüse und Kartoffeln in kleine Stücke schneiden und in Salzwasser ca. 20 Minuten kochen. Die Kartoffeln und das Suppengemüse abseihen und pürieren.
- Zwiebeln schälen, würfeln und in einem Topf glasig dünsten. Die pürierte Kartoffel-Gemüse-Masse dazugeben. Mit Salz, Pfeffer, Muskat und Majoran abschmecken.
- Mit Brühe aufgießen und bei mäßiger Hitze etwa 10 Minuten köcheln lassen. Anschließend Sahne und Maltodextrin unterrühren.

▶ Nährwerte pro Portion

289 kcal, 5 g E, 10 g F, 45 g KH

Käsestangen

Ca. 15 Min. + 35 Min. Kühl- und Backzeit

▶ Für 10 Stück

125 g Mehl (Type 405) · 90 g Butter · 1 Eigelb · 125 g Emmentaler, fein gerieben · Salz, Pfeffer, Cayennepfeffer · 1 Eigelb · 10 g Parmesan

- Mehl, Butter, 1 Eigelb und fein geriebenen Emmentaler mit einer Prise Salz, Pfeffer und Cayennepfeffer mischen und zu einem glatten Teig kneten. Den Teig für ein paar Minuten zugedeckt ruhen lassen.
- Dann auf einer bemehlten Fläche 0,5 cm dick ausrollen. In 1 cm breite und 5 cm lange Streifen schneiden. Im Abstand von 2 cm auf ein mit Backpapier ausgelegtes Blech legen.
- Die Käsestangen nun für 20 Minuten bei kühler Temperatur fest werden lassen. Den Backofen auf 180 °C vorheizen. Ein Eigelb gründlich mit 2 Esslöffeln Wasser aufschlagen.
- Die Käsestangen mit dem Eigelb-Wasser-Gemisch bestreichen und mit Parmesan bestreuen. In ca. 15 Minuten goldbraun backen. Die Käsestangen schmecken warm und kalt.

▶ Nährwerte pro Portion

177 kcal, 6 g E, 13 g F, 9 g KH

Bunte Muffins

Ca. 20 Min. + 25 Min. Backzeit

▶ Für 12 Stück

180 g rote Paprikaschoten · 150 ml Buttermilch · 100 ml Sahne · 2 Eier · 80 ml Rapsöl · 300 g Mehl · 1 Pk. Backpulver · 100 g Maismehl (Polenta) · 1 TL Salz · 1 TL Paprikapulver, edelsüß · 100 g geriebener Käse · 2 EL fein gehackte Kräuter

- Die Paprikaschote waschen, putzen und in feine Würfel schneiden. Eine Muffinform fetten. Den Backofen auf 180 °C vorheizen.
- Buttermilch, Sahne, Eier und Öl in eine Rührschüssel geben und mit dem Handrührgerät verrühren. Mehl mit Backpulver mischen; kurz mit Salz, Maismehl und Paprikapulver verrühren. Zuletzt Paprikawürfel, Käse und Kräuter unterheben.
- Den Teig gleichmäßig in die Muffinform füllen und bei 180 °C (Umluft 150 °C) 25 Minuten backen. Die Muffins erst nach 10 Minuten aus der Form lösen. Auf einem Küchenrost erkalten lassen oder warm servieren.

Tipp

Die Muffins lassen sich sehr gut einfrieren. Dann die Muffins eventuell vor dem Verzehr kurz aufbacken.

▶ Nährwerte pro Portion

249 kcal, 8 g E, 12 g F, 26 g KH

Pizzamuffins

Ca. 30 Min. + 30 Min. Backzeit

▶ Für 12 Stück

1 Knoblauchzehe
1 Dose Maiskörner (212 ml)
½ rote Paprikaschote
½ grüne Paprikaschote
100 g Gouda
4 Eier
100 g Schmand
100 ml Öl (z. B. Olivenöl)
200 g Mehl
1 Pck. Backpulver
1 TL Salz
Pfeffer, frisch gemahlen
50 g Salami in dünnen Scheiben
12 Papierbackförmchen

- Die Mulden einer Muffinform (für 12 Stück) mit Papierförmchen auslegen. Knoblauch schälen und fein hacken. Mais abtropfen lassen. Den Backofen auf 175 °C (Umluft 150 °C) vorheizen.
- Paprikaschoten putzen, waschen und in feine Würfel schneiden. Käse raspeln.
- Eier, Schmand und Öl cremig rühren. Mehl, Backpulver, 1 TL Salz und etwas Pfeffer mischen. Unter die Eiermasse rühren. Knoblauch, Paprika, Mais und Käse unterrühren. Die Masse in die Papierförmchen verteilen.
- Die Salami würfeln und die Hälfte der Würfel auf den Muffins verteilen. Im vorgeheizten Backofen bei 175 °C (Umluft 150 °C) ca. 30 Minuten backen. Muffins im Blech ca. 10 Minuten ruhen lassen. Dann vorsichtig aus den Mulden lösen und auskühlen lassen. Den Rest der Salamiwürfel über die Muffins streuen. Dazu schmeckt Barbecuesauce oder Sour Cream.

▶ Nährwerte pro Portion

254 kcal, 8 g E, 17 g F, 18 g KH

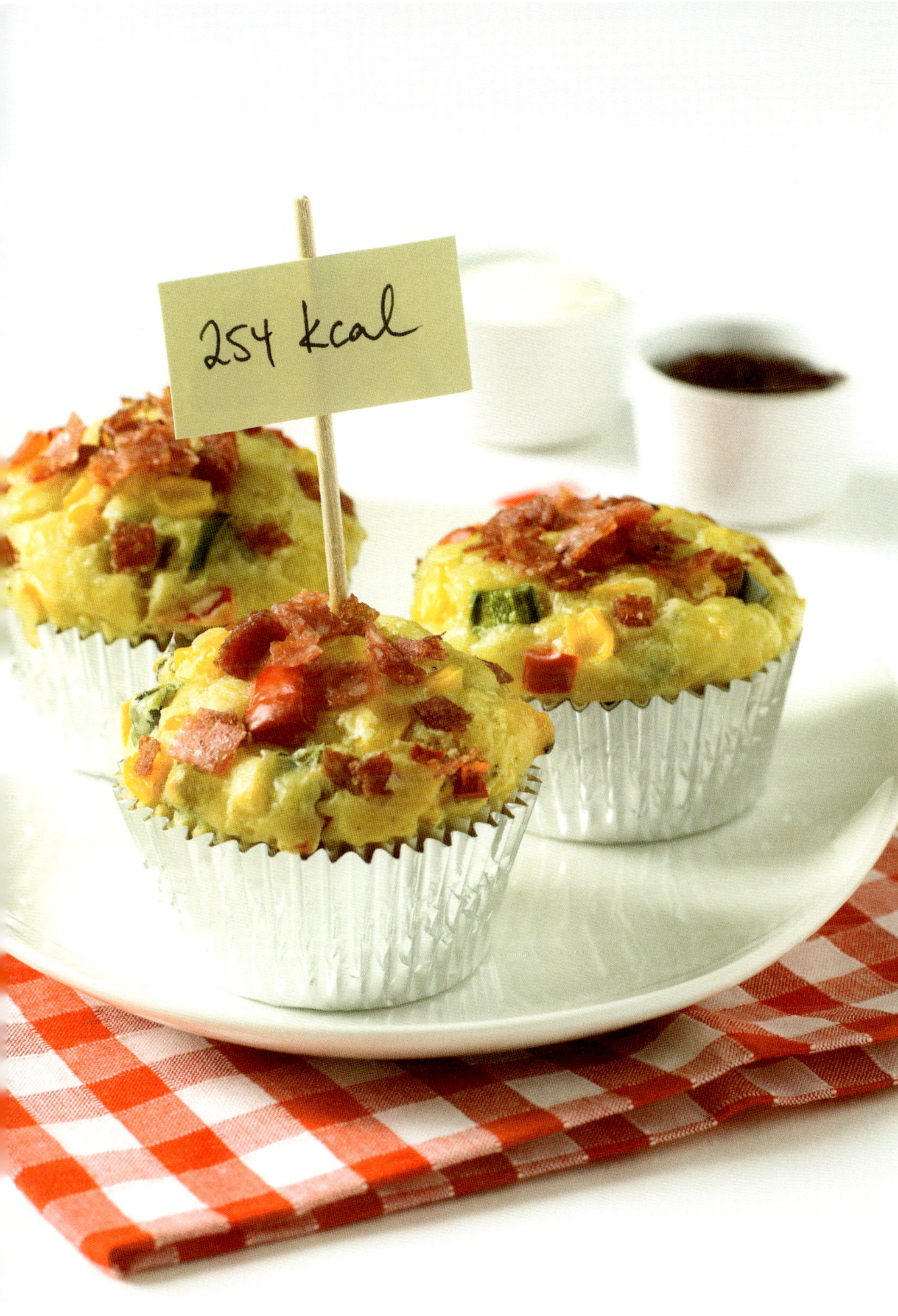
254 kcal

Kräuter-Avocado-Quark

Ca. 15 Min.

▶ Für 1 Person

125 g Quark, 20 % Fett · 30 ml Milch, 3,5 % Fett · 1 Lauchzwiebel · 1 TL Kerbel (frisch) · 1 TL Dill (frisch) · 1 TL Schnittlauch (frisch) · ¼ Avocado · Salz · Pfeffer, frisch gemahlen · 5 ml Zitronensaft (1 TL) · 1 Prise Zucker

- Den Quark mit der Milch schaumig aufschlagen.
- Lauchzwiebel putzen, waschen und fein hacken. Kerbel und Dill fein hacken, Schnittlauch in feine Röllchen schneiden. Avocado vierteln, den Stein und die Schale entfernen. Ein Viertel des Fruchtfleischs nun in kleine Würfel schneiden.
- Die Avocadowürfel, die gehackten Kräuter, Salz, Pfeffer und Zitronensaft in eine Schüssel geben und verrühren. Mit einer Prise Zucker abschmecken. Zum Schluss den Quark hinzugeben und vorsichtig unterrühren.

Serviertipp:

Der Kräuter-Avocado-Quark passt zu Pellkartoffeln, Bratkartoffeln, Ofenkartoffeln oder zu frischem Baguette.

▶ Nährwerte pro Portion

242 kcal, 18 g E, 14 g F, 10 g KH

Schinken-Kräuter-Creme

Ca. 15 Min.

▶ Für 1 Person

50 g Quark, 20 % Fett · 5 ml Schlagsahne (1 TL) · 1 TL Schnittlauch, frisch · 1 TL Petersilie, frisch · 15 g Schinken (1 Scheibe) · 5 ml Rapsöl (1 TL) · Selleriesalz · gemahlener weißer Pfeffer

- Petersilie fein hacken, Schnittlauch in feine Röllchen schneiden. Schinken in Würfel schneiden.
- Quark, Sahne, Kräuter und gewürfelten Schinken zu einer Creme verrühren, mit Selleriesalz und gemahlenem weißen Pfeffer würzen. Das Rapsöl unterrühren.

Serviertipp:

Die Schinken-Kräuter-Creme passt zu frischem Baguette, Brot oder Brötchen.

▶ Nährwerte pro Portion

138 kcal, 10 g E, 10 g F, 2 g KH

Gefüllte Blätterteigtaschen

Ca. 40 Min.

▶ Für 4 Personen

200 g TK-Blattspinat (aufgetaut)
50 g Zwiebel
½ Knoblauchzehe
½ Zitrone
1 EL Pinienkerne
Kreuzkümmel
15 ml Olivenöl (1 ½ EL)
10 g Rosinen (1 EL)
Salz
Pfeffer
½ Eigelb
150 g Fertigblätterteig
150 g Griechischer Joghurt (oder Sahnejoghurt, mind. 10 % Fett)
5 ml Zitronensaft (1 TL)

- Spinat kräftig ausdrücken und grob hacken. Zwiebel und Knoblauch fein würfeln. Schale der halben Zitrone abreiben. Pinienkerne und Kreuzkümmel in einer Pfanne ohne Fett anrösten bis die Kerne goldgelb sind und anschließend aus der Pfanne herausnehmen.
- Öl in der Pfanne erhitzen, Zwiebel und Knoblauch darin dünsten. Spinat zugeben und mitdünsten. Pinienkerne, Kreuzkümmel, Rosinen und Zitronenschale untermischen, mit Salz und Pfeffer würzen.
- Eigelb mit einem Esslöffel Wasser verrühren. Backofen auf 180 °C vorheizen. Blätterteig ausrollen und in 4 Quadrate schneiden. Auf ein mit Backpapier ausgelegtes Backblech legen und dünn mit der Ei-Wasser-Mischung bestreichen.
- Spinatmischung auf die Teigplatte geben. Teig von der einen Ecke zur anderen über die Füllung klappen und die Ränder sorgfältig zusammendrücken. Die Dreiecke mit der restlichen Eigelbmischung bestreichen und im heißen Ofen bei 180 °C auf der mittleren Schiene in 15–20 Minuten goldbraun backen (Umluft ist nicht empfehlenswert).
- Inzwischen Joghurt mit Zitronenschale und Zitronensaft verrühren, salzen und pfeffern. Zu den Teigtaschen servieren.

▶ Nährwerte pro Portion

263 kcal, 6 g E, 18 g F, 18 g KH

Mozzarella-Häppchen

Ca. 40 Min.

▶ Für 4 Häppchen

100 g Toast- oder Weißbrot (4 Scheiben) · 1 Cocktailtomate · 2 Blätter grüner Salat · 50 g Mozzarella · 40 g Parmaschinken (2 Scheiben) · 4 Basilikumblätter · 4 kleine Holzspieße

- Brotscheiben beidseitig toasten. Tomate waschen, Strunk herausschneiden und in Scheiben teilen. Salatblätter waschen, trocken tupfen, Strunk abschneiden. Mozzarella abtropfen lassen und in 4 dünne Scheiben schneiden.
- Eine Scheibe Brot mit den Salatblättern sowie Tomatenscheiben belegen und mit einer Scheibe Toast bedecken. Zwei Mozzarellascheiben darauf setzen und mit einer weiteren Scheibe Brot bedecken. Den Schinken und danach eine weitere Scheibe Brot auflegen.
- Zuletzt den restlichen Mozzarella und Basilikum auf dem Brot verteilen. Das Toast-Türmchen mit den Holzspießen fixieren und das Sandwich mit einem Sägemesser in 4 Teile schneiden und servieren.

▶ Nährwerte pro Portion (2 Häppchen)

252 kcal, 14 g E, 12 g F, 22 g KH

Käsesalat mit Äpfeln

Ca. 20 Min.

▶ Für 1 Person

5 ml Rotweinessig (1 TL) · 1 Msp. Senf · 5 ml Walnussöl (1 TL) · Meersalz · Pfeffer · 50 g Emmentaler · 20 g Apfel · ¼ Stange Porree · 1 Walnuss · 5 g Schnittlauch

- Aus Rotweinessig, Senf, Öl, Meersalz und Pfeffer eine Salatsauce herstellen.
- Käse und Apfel in feine Würfel oder Stifte, Porree in feine Streifen schneiden. Walnuss grob hacken.
- Alle Zutaten miteinander vermengen und mit geschnittenem Schnittlauch bestreuen.

Serviertipp:

Dazu passt frisch gebackenes Vollkornbrot.

▶ Nährwerte pro Portion

340 kcal, 17 g E, 27 g F, 7 g KH

▶ Mozzarella-Häppchen

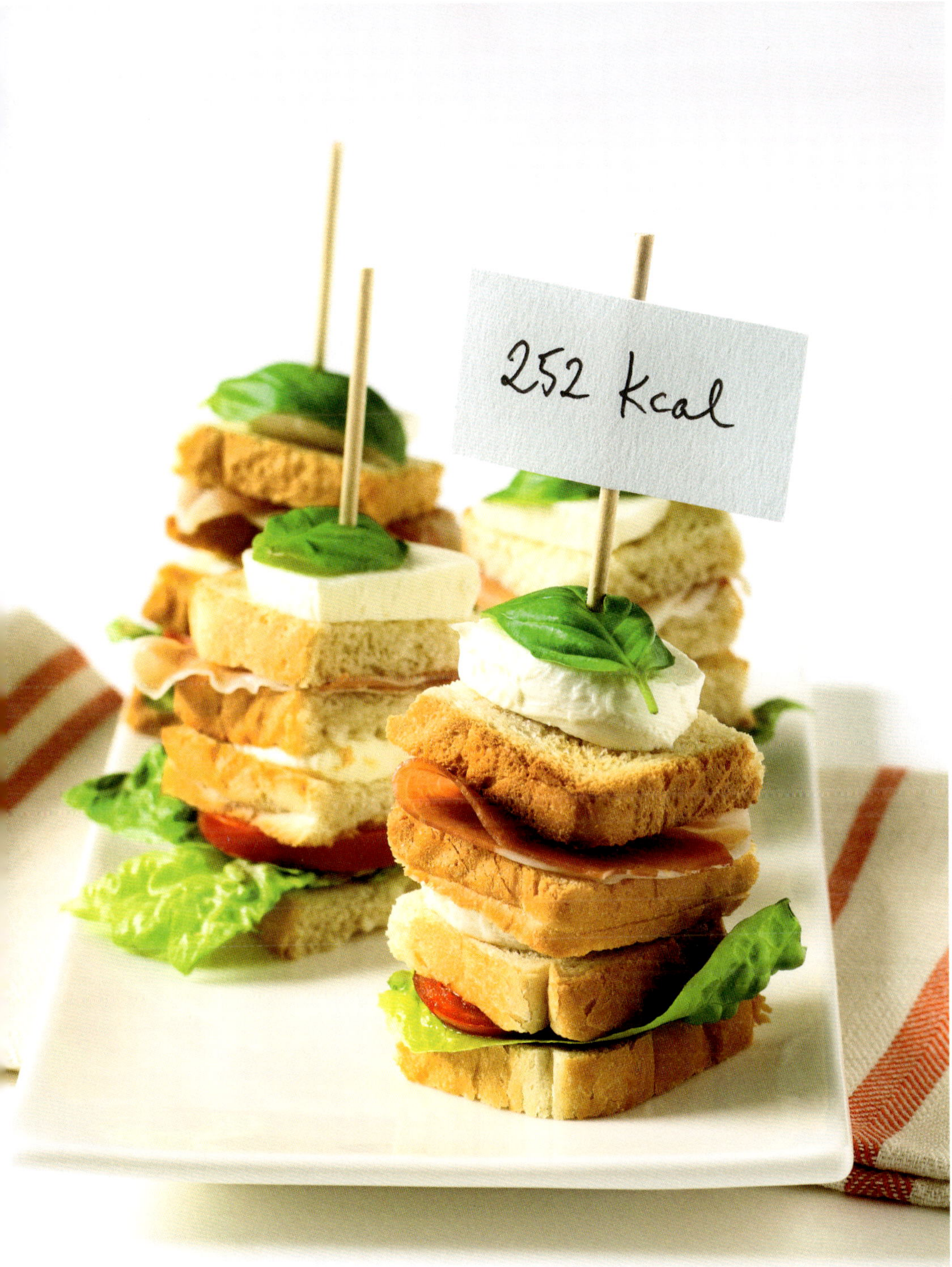
252 Kcal

Heidelbeermuffins

Ca. 20 Min. + 20 Min. Backzeit

▶ Für 24 Stück

- 300 g Heidelbeeren (aus dem Glas oder frisch)
- 200 ml Rapsöl
- 175 g Zucker
- 5 Eier
- 20 g Vanillezucker
- 125 ml Vollmilch
- 1 Prise Salz
- 20 g Zitronensaft
- 500 g Weizenmehl (Type 1050)
- 8 g Backpulver

- Die Mulden von zwei Muffinformen (für je 12 Stück) mit Papierförmchen auslegen. Den Backofen auf 190 °C (Umluft 165 °C) vorheizen.
- Heidelbeeren aus dem Glas in ein Abtropfsieb schütten und die Flüssigkeit in einer Schüssel auffangen oder frische Heidelbeeren waschen und verlesen.
- Rapsöl, Zucker und Vanillezucker mit dem Handrührgerät verrühren. Eier nach und nach zugeben und unterrühren. Milch, Salz und Zitronensaft hinzufügen. Mehl und Backpulver unterrühren.
- Anschließend die abgetropften Heidelbeeren vorsichtig mit einem Rührlöffel unterheben. Die Masse mit einem Esslöffel in die Papierförmchen füllen.
- Die Muffins im vorgeheizten Backofen 18–20 Minuten backen. Die fertigen Muffins auf einer Platte oder Tellern anrichten und auskühlen lassen.

Tipp

Aus dem Heidelbeersaft kann mit Puderzucker ein Zuckerguss zubereitet werden: Rühren Sie nach und nach etwas von dem Saft in den Puderzucker und bestreichen die Muffins damit. Anstelle der Heidelbeeren können Sie auch Obst der Saison verwenden.

▶ Nährwerte pro Portion

205 kcal, 4 g E, 10 g F, 25 g KH

Grieß-Dukaten

Ca. 40 Min.

▶ 14 Portionen à 2 Stück

1 l Vollmilch · 250 g Weizenvollkorngrieß · 50 g Sultaninen · 40 g Zucker · 10 g Zitronensaft · Zitronenschale · 1 Ei · 1 Prise Salz · 20 g Zimt-Zucker-Gemisch

- Milch aufkochen, Grieß einstreuen und unter ständigem Rühren bei mittlerer Hitze garen. Zucker, Zitronensaft, Zitronenschale und Sultaninen zugeben.
- Die Grießmasse ca. 1 cm hoch auf ein mit Backpapier ausgelegtes Backblech mit höherem Rand streichen und kalt werden lassen.
- Anschließend die Masse stürzen, in 28 Rauten schneiden und auf zwei Bleche verteilen. Mit verquirltem Ei bestreichen und im Backofen bei 160 °C etwa 10 Minuten garen.
- Zum Schluss der Garzeit etwas Zucker und Zimt über die Grieß-Dukaten geben.

Variation:

Die Grieß-Dukaten können auch pikant mit Käse oder Zwiebel- und Speckwürfeln zubereitet werden. Lassen Sie dann Zucker und Zimt weg.

▶ Nährwerte pro Portion

100 kcal, 3 g E, 2 g F, 16 g KH

Feine Kaffeepralinen

25 Min. + 4–5 Std. Kühlzeit

▶ Für 30 Stück

150 g Zartbitter-Kuvertüre · 100 g Vollmilch-Kuvertüre · 15 g Kokosfett · 75 g Schlagsahne · 10 g lösliches Espressopulver (1 gehäufter TL) · 30 Schoko-Moccabohnen · 4–5 EL rosa Zuckerstreusel

- Kuvertüre und Kokosfett hacken. Sahne erhitzen. Kuvertüre, Kokosfett und Espressopulver zugeben und schmelzen lassen. Pralinenmasse in eine Schüssel füllen und direkt an der Oberfläche mit Folie abdecken. 2–3 Stunden kalt stellen.
- Anschließend die Masse mit dem Schneebesen des Handrührgerätes ½–1 Minute aufschlagen. Kurz ruhen lassen (Masse wird durch das Ruhen fester).
- Mit kühlen Händen zu etwa 30 kleinen Kugeln rollen, dabei in die Mitte jeweils eine Schoko-Moccabohne geben. Sollte die Masse zu weich sein, nochmals kalt stellen.
- Pralinen in Zuckerstreuseln wälzen, auf Backpapier setzen und 2 Stunden kalt stellen. Kühl und trocken aufbewahren.

▶ Nährwerte pro Portion

58 kcal, 1 g E, 3 g F, 7 g KH

Walnusspralinen mit Aprikosen

45 Min.

▶ Für 18 Stück

150 g halbweiche getrocknete Aprikosen · 125 g Walnusskerne · 20 ml Rum (2 EL) · 325 g Zartbitter-Kuvertüre

- 125 g Aprikosen sehr fein würfeln. Die restlichen Aprikosen in Streifen schneiden. Die Walnüsse grob mahlen und gut mit den Aprikosenwürfeln und dem Rum vermischen. 20 Minuten ziehen lassen.
- 175 g Kuvertüre hacken, im heißen Wasserbad schmelzen und anschließend zu der Aprikosenmasse geben. Die Masse etwas abkühlen lassen und dann daraus walnussgroße Kugeln formen.
- Den Rest der Kuvertüre ebenfalls hacken und im heißen Wasserbad schmelzen, die Kugeln in die Kuvertüre tauchen und abtropfen lassen. Auf Backpapier setzen. Mit Aprikosenstreifen verzieren und trocknen lassen.

▶ Nährwerte pro Portion

110 kcal, 3 g E, 6 g F, 11 g KH

Mandellikör-Kugeln

25 Min.

▶ Für 25 Stück

50 g braunes Schokoladengebäck · 200 g Marzipanrohmasse · 20 ml Mandellikör (2 EL) · 50 g Haselnusskerne, fein gehackt · 50 g Vollmilch-Kuvertüre

- Schokoladengebäck grob hacken. Marzipan mit einem Teelöffel Likör verkneten. Keksbrösel und Marzipan vermengen.
- Aus der Masse 25 Kugeln formen. Im restlichen Mandellikör schwenken. Kuvertüre grob raspeln und mit den fein gehackten Haselnüssen vermengen. Die Mandellikör-Kugeln darin wälzen.

▶ Nährwerte pro Portion

77 kcal, 2 g E, 5 g F, 6 g KH

▶ Walnusspralinen mit Aprikosen

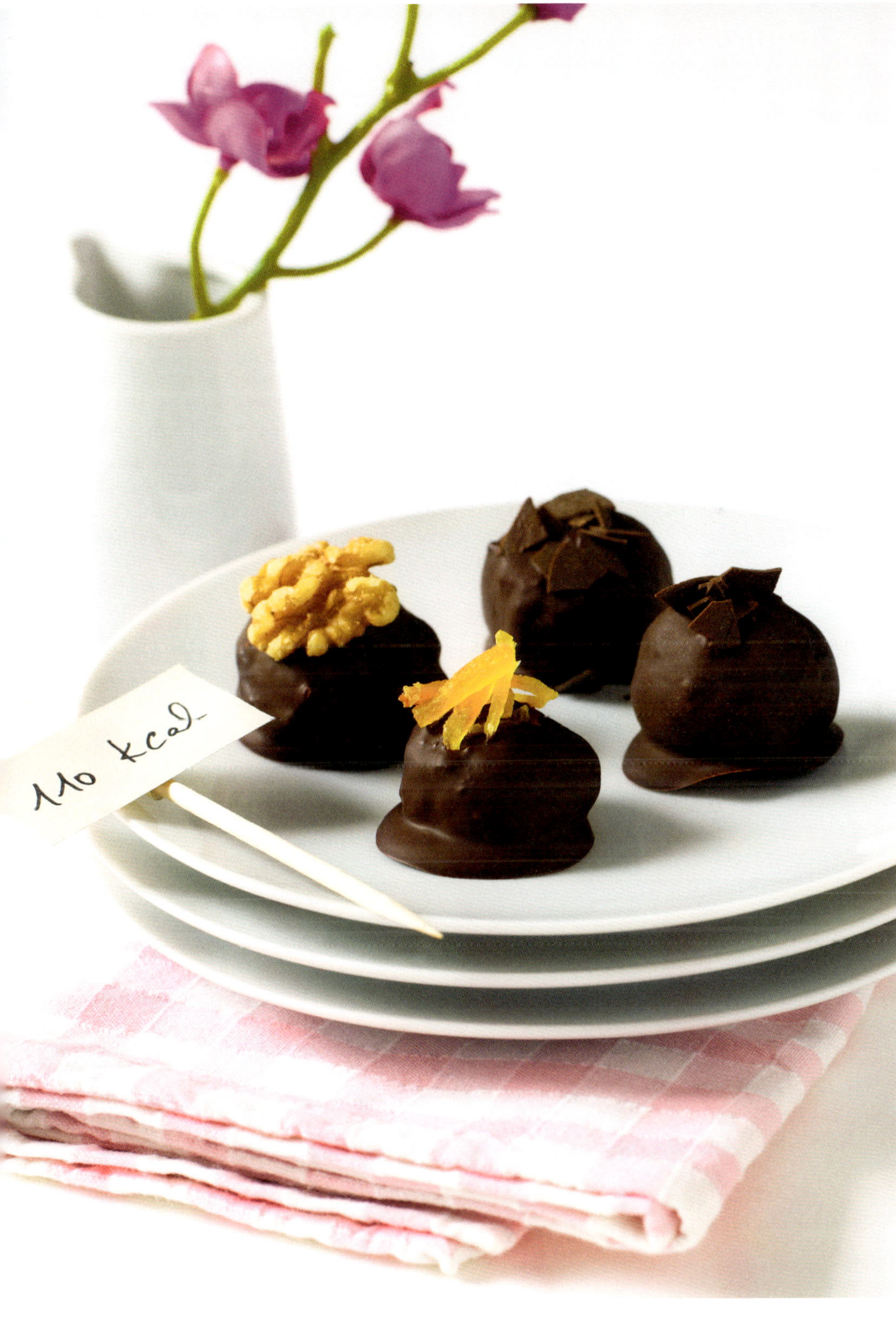
110 kcal

Müslikugeln mit Kokosflocken

15 Min.

▶ Für 10 Portionen

- ½ Banane
- 100 g zarte Haferflocken
- 2 EL Rosinen
- 50 g gemahlene Haselnüsse
- 50 g gemahlene Mandeln
- 1 EL Honig
- 1 EL Milch (bei Bedarf)
- 30 g Kokosraspel

- Die Banane zerdrücken. Alle weiteren Zutaten bis auf die Milch hinzufügen und zu einem gut formbaren, nicht mehr klebrigen Teig verarbeiten.
- Sollte der Teig zu krümelig sein, können wenige Esslöffel Milch die Masse geschmeidiger werden lassen. Um den Teig fester werden zu lassen, können noch mehr gemahlene Nüsse hinzugefügt werden.
- Wenn der Teig die richtige Konsistenz hat, walnussgroße Kugeln formen und in den Kokosflocken wälzen.
- Luftdicht verpackt und im Kühlschrank gelagert, halten sich die Kugeln einige Tage.

Variationen:

Dieses Grundrezept kann wunderbar mit weiteren Zutaten variiert werden. Beispielsweise können Sie andere Trockenfrüchte oder Nüsse zugeben oder die Kugeln in Kakaopulver wälzen.

▶ Nährwerte pro Portion

129 kcal, 4 g E, 8 g F, 11 g KH

▶ Rezeptfoto siehe Umschlag

Pistazien-Kugeln

15 Min. + 1 Std. Einweichzeit

Für 10 Portionen

150 ml Milch · 100 g Cashewkerne · 20 g Pistazien · 20 g geschälte Mandeln · 20 g getrocknete Aprikosen · 20 g Honig · 1 TL Zimt · 1 Msp. Koriander · 1 Msp. Anis · 1 Msp. Muskatnuss · 50 g fein gehackte Pistazien

- Die Milch in einem Topf oder in der Mikrowelle lauwarm werden lassen. Alle Zutaten – bis auf die fein gehackten Pistazien – in der lauwarmen Milch eine Stunde lang einweichen.
- Die Mischung anschließend pürieren und zu walnussgroßen Kügelchen formen. Die Kügelchen in den fein gehackten Pistazien wälzen.

Nährwerte pro Portion

134 kcal, 5 g E, 10 g F, 7 g KH

Frischkäsebällchen im Schnittlauchmantel

Ca. 20 Min.

Für 10 Portionen

4 Eier (davon das Eigelb) · 100 g Mascarpone, gut abgetropft · 30 g Parmesan, gerieben · Salz, Pfeffer · 40 g Cracker · 200 g Doppelrahmfrischkäse · 20 g Schnittlauch

- Die Eier 7 Minuten kochen, anschließend abkühlen lassen. Die Eier schälen und das Eigelb herauslösen. Eigelb zerdrücken und mit dem gut abgetropften Mascarpone und dem Parmesan vermischen. Salz und Pfeffer zugeben. Die Cracker mahlen, den Frischkäse zugeben und beides vermischen. Den Schnittlauch in feine Röllchen schneiden. Nun aus der Eigelbmasse Kügelchen formen. Diese mit der Frischkäsemasse ummanteln und anschließend in dem Schnittlauch wälzen.

Nährwerte pro Portion

149 kcal, 5 g Eiweiß, 14 g Fett, 4 g Kohlenhydrate

Tipp

Die Frischkäsebällchen passen gut zu Laugengebäck, Brezeln oder Salzstangen.

Shakes

Die folgenden Rezepte für Mixgetränke sind einfach und schnell herzustellen. Sie sind prima Zwischenmahlzeiten und reichern den Speiseplan mit wenig Aufwand, aber effektiv an. Zu einigen Rezepten werden zusätzlich Eiweißkonzentrat und Maltodextrin in Pulverform zugegeben (Bezugsquellen siehe S. 140). Die Shakes können natürlich auch ohne den Zusatz der Pulver hergestellt werden. Die Rezepte sind jeweils für 1 Person gedacht. Sollte Ihnen die Menge für eine Zwischenmahlzeit zu groß sein, heben Sie die Hälfte des zubereiteten Shakes verschlossen im Kühlschrank für später auf – allerdings nicht länger als 1 Tag.

Die Shakes sind für Patienten mit Kau- und Schluckproblemen gut geeignet. Bei sehr ausgeprägten Schluckstörungen sollten die fertigen Zwischenmahlzeiten vor Zugabe der Pulver zur Anreicherung noch einmal durch ein Haarsieb gestrichen werden. Bei Bedarf können sie mit einem Dickungsmittel angedickt werden (Bezugsquellen siehe S. 140).

Fruchtshake

Ca. 10 Min.

▶ Für 1 Person

½ Nektarine · 2 EL Mandelmus · 50 ml Grapefruitsaft · 50 ml Orangensaft · 50 ml Birnensaft · 25 g Maltodextrin

- Nektarine waschen, das Fruchtfleisch vom Stein lösen, schälen und würfeln.
- Nektarinenwürfel, Mandelmus und Säfte in ein hohes Gefäß geben und mit einem Stabmixer fein pürieren. Maltodextrin zugeben und nochmals kurz durchmixen. Shake in ein Glas füllen. Mit einer Nektarinenspalte verziert servieren.

▶ Nährwerte pro Portion

356 kcal, 5 g Eiweiß, 15 g Fett, 49 g Kohlenhydrate

Birnenshake à la Helene

Ca. 10 Min.

▶ Für 1 Person

70 g Birne (aus der Dose, abgetropft) · 30 g Nuss-Nougat-Creme · 10 ml Sahne (1 EL) · 100 ml Vollmilch · Zitronensaft · 20 g Maltodextrin · 5 g Eiweißkonzentrat

- Birne, Nuss-Nougat-Creme, Milch und Sahne in den Mixer geben und auf höchster Stufe pürieren.
- Je nach Geschmack mit etwas Zitronensaft abschmecken. Maltodextrin und Eiweißkonzentrat unterrühren.

▶ Nährwerte pro Portion

412 kcal, 10 g E, 18 g F, 53 g KH

Tipp

Es gibt eine Vielfalt an Kombinationsmöglichkeiten bei der Herstellung von Shake-Rezepten. Verschiedene Obstsorten oder -säfte kombiniert mit Quark, Joghurt, Sahne oder Milch und »versüßt« mit Honig, Sirup, Nougatcreme oder Mandelmus, das ergibt reichlich geschmackliche Abwechslung. Werden Sie kreativ und mixen Sie Ihre persönlichen Shake-Favoriten.

Nuss-Nougat-Shake

Ca. 5 Min. + 10 Min. Kühlzeit

▶ Für 1 Person

100 ml Milch, 3,5 % Fett · 35 g Schoko-, Nougat- oder Kakaocreme · 50 g Joghurt, 3,5 % Fett

- Milch erwärmen, Nougatcreme darin auflösen. Abkühlen lassen.
- Den Joghurt hinzufügen und in einem Mixer ein paar Sekunden schaumig mixen. In ein Glas füllen und servieren.

▶ Nährwerte pro Portion

246 kcal, 8 g E, 9 g F, 33 g KH

Schlemmermilch

Ca. 10 Min.

▶ Für 1 Person

200 ml Milch, 3,5 % Fett · 5 g Kakaopulver (2 TL) · 5 g Zucker (1 TL) · 75 g Banane · 15 ml Sahne (1 ½ EL) · 5 g Schmelzflocken (1 EL)

- Einen Esslöffel von der Milch abnehmen und mit dem Kakaopulver verrühren. Etwas Zucker hinzugeben.
- 50 ml Milch in einen Topf gießen und mit dem angerührten Kakao mischen. Die Milch erwärmen, bis sich der Kakao gelöst hat. Zur Seite stellen und abkühlen lassen.
- Die Banane in kleine Stücke zerteilen. Im Mixer zusammen mit der restlichen Milch und der Sahne schaumig pürieren. Die abgekühlte Kakaomischung und die Schmelzflocken hinzugeben und noch einmal aufmixen.
  Die Schlemmermilch in einem Glas anrichten und zum Abschluss mit Kakaopulver bestreuen.

▶ Nährwerte pro Portion

298 kcal, 10 g E, 13 g F, 34 g KH

Aprikosenshake mit Marzipan

Ca. 10 Min.

▶ Für 1 Person

70 g Aprikosen (abgetropft, aus der Dose) · 20 g Marzipanrohmasse · 3 g Vanillezucker (1 TL) · 150 ml Buttermilch (1 Glas) · 5 g Eiweißkonzentrat · 25 g Maltodextrin

- Alle Zutaten in einen Standmixer geben und schaumig mixen. Bei Bedarf durch ein Sieb streichen. Sollte der Shake zu fest werden, etwas Fruchtsaft von den Aprikosen hinzugeben.
- Maltodextrin und Eiweißkonzentrat zugeben und unterrühren.

▶ Nährwerte pro Portion

337 kcal, 13 g E, 8 g F, 52 g KH

Zwetschgenshake mit Zimtsahne

Ca. 15 Min. + 10 Min. Kühlzeit

▶ Für 1 Person

100 g Zwetschgen (frisch oder aus dem Glas) · ½ Zimtstange · 1 Nelke · 1 Scheibe Zitrone · 10 g Zucker (1 EL) · 150 ml Milch, 3,5 % Fett · 20 g Maltodextrin · 5 g Eiweißkonzentrat · 10 ml Sprühsahne · Zimtpulver

- Zwetschgen mit Zucker, Zimtstange, Nelke und Zitronenscheibe in einem Topf zum Kochen bringen. 8 Minuten köcheln lassen. Die Zimtstange, die Zitronenscheibe und die Nelke entfernen und die Zwetschgen abkühlen lassen.
- Das fertige Kompott mit der Milch im Mixer schaumig mixen und bei Bedarf durch ein Haarsieb streichen.
- Anschließend Maltodextrin und Eiweißkonzentrat unterrühren und das Mixgetränk in ein Glas füllen. Die Sprühsahne darauf geben. Mit Zimtpulver bestreuen.

▶ Nährwerte pro Portion

314 kcal, 10 g E, 9 g F, 47 g KH

Kirsch-Marzipan-Shake

5 Min.

▶ Für 1 Person

20 g Marzipanrohmasse · 60 g Sauerkirschen (aus dem Glas) · 5 ml Zitronensaft (1 TL) · 110 ml Vollmilch · 10 g Vanilleeis

- Kirschen abtropfen lassen. Alle Zutaten in einen Mixer geben und pürieren.
- In ein Trinkgefäß füllen und gleich servieren.

Variationen:

Je nach Jahreszeit können Sie auch frische Früchte verwenden, zum Beispiel Erdbeeren, Blaubeeren, Bananen, Birnen, Mango oder Ananas.

▶ Nährwerte pro Portion

227 kcal, 8 g E, 12 g F, 21 g KH

Blaubeer-Buttermilch-Shake

Ca. 10 Min.

▶ Für 1 Person

60 g Heidelbeeren, tiefgefroren · 10 g Honig (1 EL) · 100 ml Buttermilch · 50 g saure Sahne · 30 ml Schlagsahne · 1 Msp. Zimt · 20 g Maltodextrin · 5 g Eiweißkonzentrat

- Die tiefgefrorenen Beeren zunächst auftauen lassen.
- Die Beeren mit dem Honig und der Buttermilch im Mixer schaumig schlagen. Je nach Geschmack kann auch mehr Honig verwendet werden.
- Saure Sahne, Schlagsahne, eine Messerspitze Zimt, Maltodextrin und Eiweißkonzentrat zugeben. Alles noch einmal kurz mixen. Mixgetränk in ein Glas füllen und mit Zimt bestreut servieren.

▶ Nährwerte pro Portion

373 kcal, 10 g E, 19 g F, 38 g KH

Himbeer-Buttermilch-Shake

Ca. 10 Min.

▶ Für 1 Person

10 g Butterkekse (2 Stück) · 100 ml Buttermilch · 10 g Honig (1 EL) · 5 g Kakaogetränkepulver, löslich (2 TL) · 25 ml Sahne · 50 g Himbeeren, tiefgefroren · 50 ml Milch, 3,5 % Fett · 25 g Maltodextrin · 5 g Eiweißkonzentrat

- Die Butterkekse mit dem Honig und der Buttermilch in einen Mixer geben und schaumig mixen. In ein Glas füllen.
- Die Sahne mit dem Kakaopulver verrühren und auf der Keksmilch verteilen.
- Die Himbeeren mit der Milch pürieren, Maltodextrin und Eiweißkonzentrat zugeben und auf die Kakaosahne gießen. Je nach Belieben können die Schichten ineinander fließen oder der Shake wird am Ende noch einmal durchgerührt.

▶ Nährwerte pro Portion

374 kcal, 12 g E, 12 g F, 53 g KH

▶ Himbeer-Buttermilch-Shake

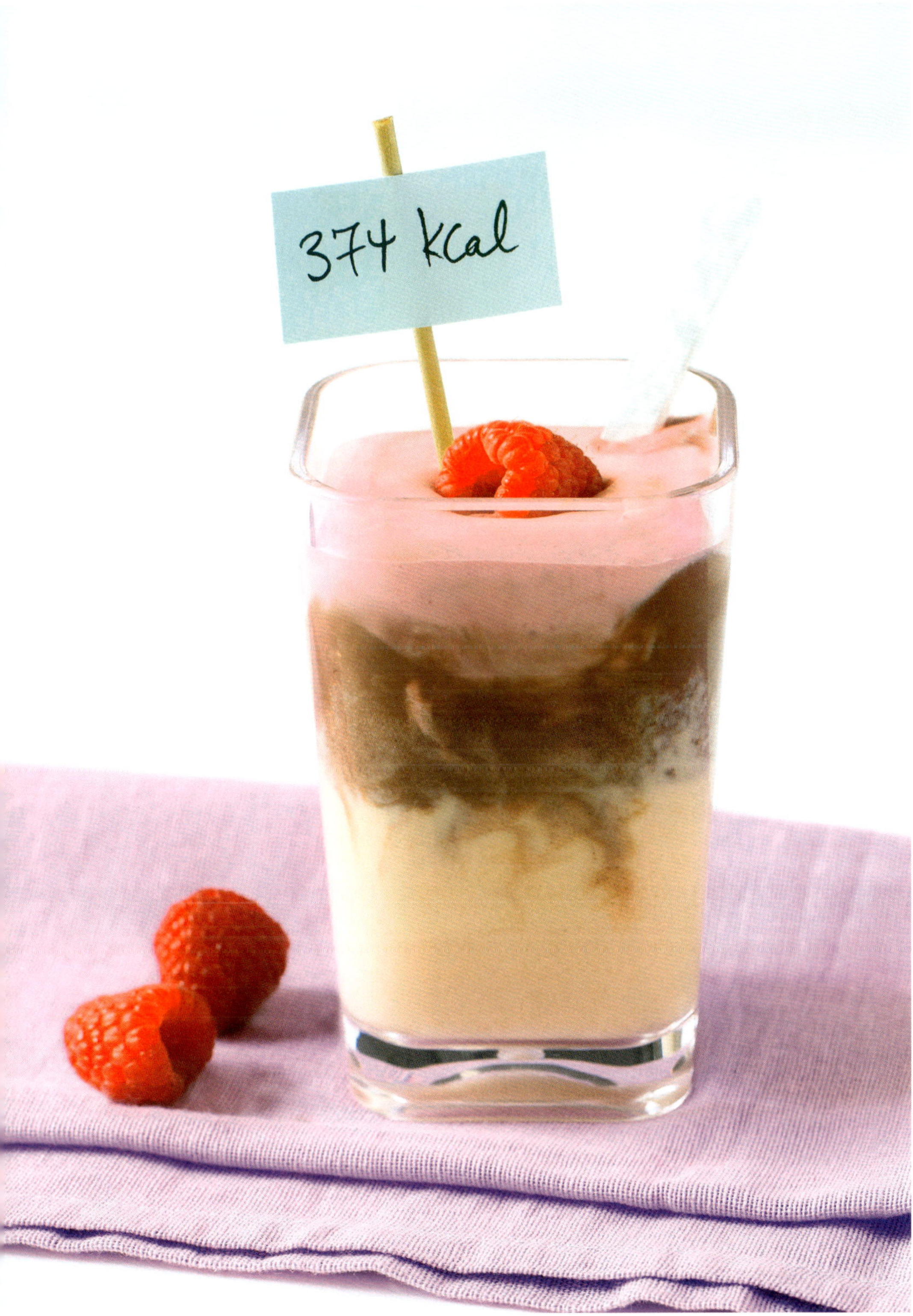
374 kcal

Tomaten-Buttermilch-Shake

4 Min.

▶ Für 1 Person

100 g Tomaten aus der Dose · 10 g Zwiebeln · 5 g Tomatenmark (1 TL) · 70 ml Buttermilch · 40 ml Schlagsahne · 5 ml Rapsöl (1 TL) · 25 g Maltodextrin · 5 g Eiweißkonzentrat · Kräutersalz · Pfeffer, frisch gemahlen

- Tomaten, Zwiebeln und Tomatenmark im Mixer pürieren.
- Buttermilch, Sahne und Rapsöl hinzugeben und erneut kurz mixen.
- Mit Maltodextrin und Eiweißkonzentrat anreichern. Mit Kräutersalz und Pfeffer abschmecken und servieren.

▶ Nährwerte pro Portion

331 kcal, 9 g E, 18 g F, 32 g KH

Gurken-Kefir-Shake

Ca. 10 Min.

▶ Für 1 Person

100 g Gurke, frisch · 100 g Kefir · 50 ml Sahne · 5 g Senf, mittelscharf (1 TL) · 1 TL Kerbel, tiefgefroren oder frisch · 5 ml Rapsöl (1 TL) · 20 g Maltodextrin · 5 g Eiweißkonzentrat · 1 Prise Salz · Pfeffer, frisch gemahlen

- Gurke waschen, klein schneiden und in den Mixer geben. Etwas Kerbel zum Garnieren beiseitelegen. Den übrigen Kerbel, Kefir, Sahne, Senf und Öl zu den Gurken geben und mixen.
- Maltodextrin und Eiweißkonzentrat unterrühren. Mit Salz und Pfeffer abschmecken und in ein Glas füllen. Mit Kerbel garnieren und servieren.

▶ Nährwerte pro Portion

377 kcal, 10 g E, 25 g F, 27 g KH

▶ Gurken-Kefir-Shake

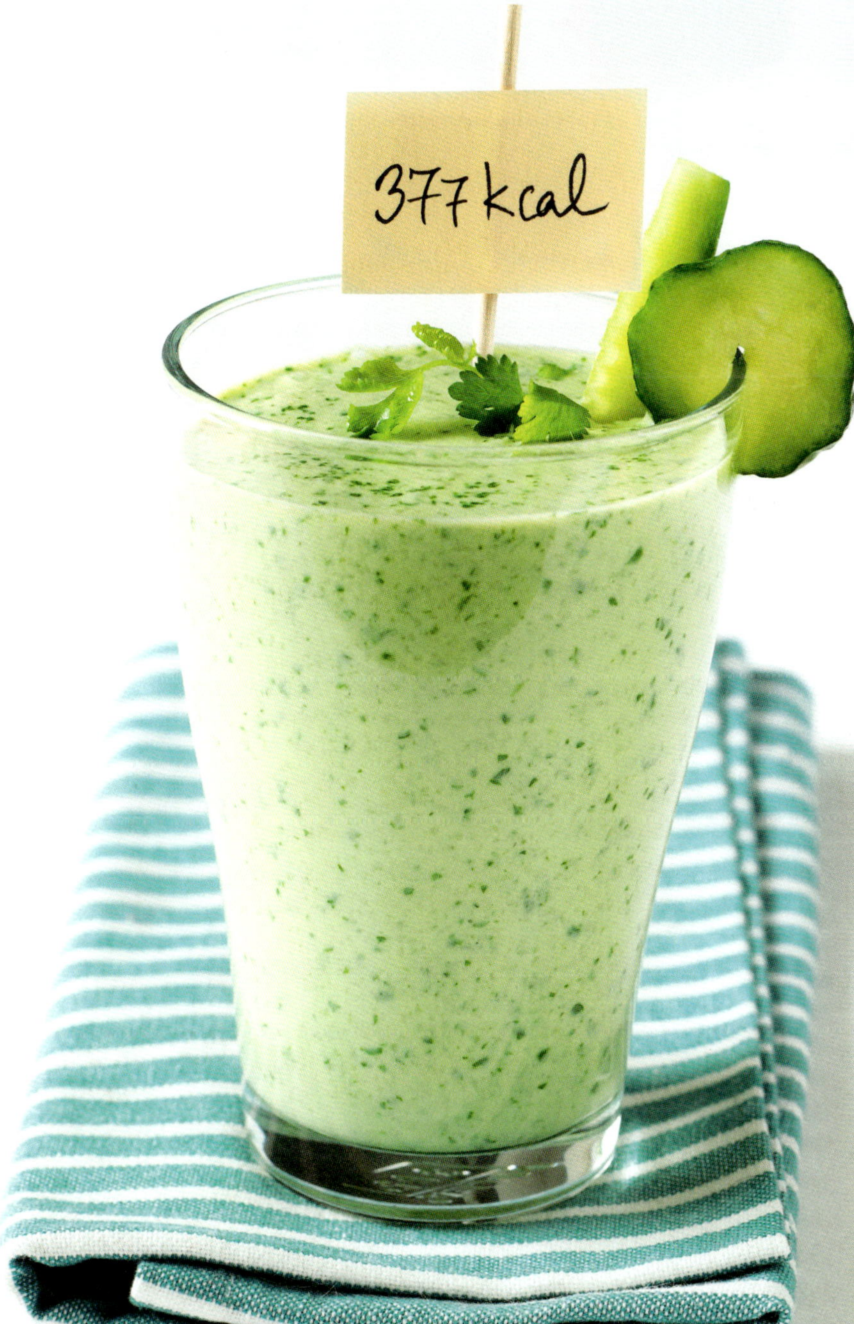
377 kcal

Hauptspeisen

Energiereiche Hauptgerichte können durch Anreicherung einzelner Komponenten (z. B. Beilagen oder Saucen) oder durch die Auswahl gehaltvoller Zutaten beziehungsweise Zubereitungen hergestellt werden. Die folgenden Rezepte bringen Sie sicher auch auf viele eigene Ideen zur Abwandlung von Gerichten, die Ihnen gut schmecken.

Fruchtige Geflügelsuppe

Ca. 30 Min.

▶ Für 1 Person

- 80 g Putenbrust oder Hähnchenbrust
- 20 g Zwiebeln
- 10 g Butter (2 TL)
- Currypulver
- 100 ml Hühnerbrühe (siehe S. 107)
- 20 g Mehl, Type 1050 (1 ½ EL)
- 100 ml Milch, 3,5 % Fett
- 50 ml Sahne
- Salz
- Pfeffer
- Zucker
- 50 g Banane (½ Stück)
- 20 g Crème double (1 EL)
- 10 g Petersilie, gehackt

- Putenbrust und Zwiebeln in Streifen schneiden, in Butter andünsten und mit Curry bestäuben. Mit der Brühe ablöschen und 20 Minuten bei mittlerer Hitze garen.
- Das Mehl mit der Milch glatt rühren, zur Suppe geben und diese nochmals aufkochen. Die Sahne unterrühren und die Suppe anschließend würzen.
- Die Banane in Scheiben schneiden und unter die fertige Suppe geben. Anrichten, mit Crème double und gehackter Petersilie garnieren.

Bei Kau- und Schluckstörungen:
Pürieren Sie die Suppe vor dem Servieren. Geben Sie bei Bedarf etwas angerührte Speisestärke zum Abbinden hinzu und kochen die Suppe nochmals kurz auf.

Tipp

Die Portionsgröße für die Suppenrezepte ist für eine Hauptmahlzeit ausgerichtet. Je nach Hunger und begleitenden Speisen kann die Portionsgröße natürlich variiert werden.

▶ Nährwerte pro Portion
596 kcal, 27 g E, 38 g F, 36 g KH

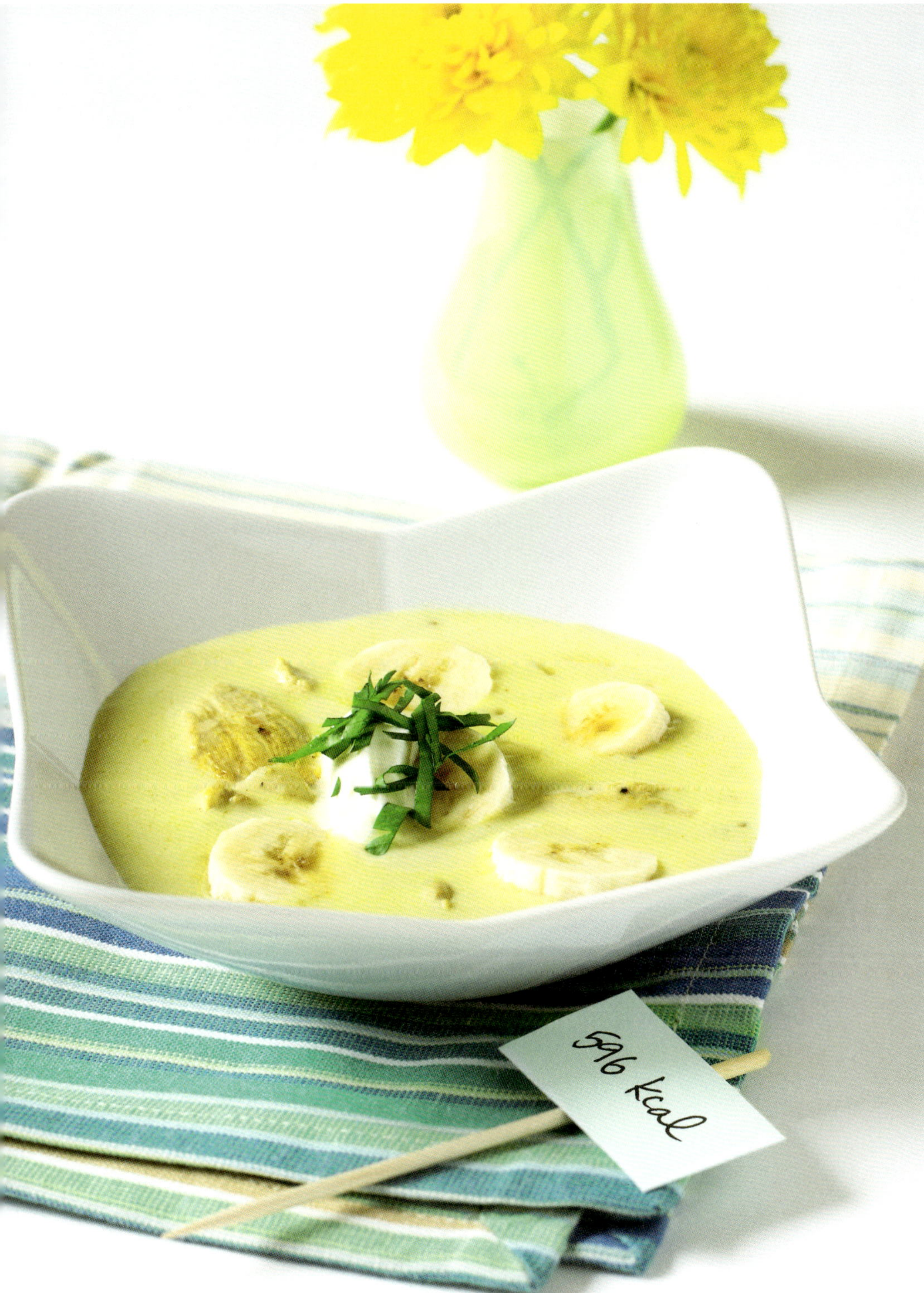
596 kcal

Kichererbsencremesuppe

Ca. 25 Min.

▶ Für 1 Person

200 g Kichererbsen (aus der Dose)
25 g Zwiebel
Kümmel
getrockneter Majoran
200 ml Fleischbrühe (siehe S. 106)
20 g Landjäger
50 ml Sahne
Salz
Pfeffer

- Die Kichererbsen in einem Sieb kalt abspülen und abtropfen lassen.
- Die Zwiebel fein würfeln und in einem Topf in heißem Öl bei mittlerer Hitze glasig braten. Kümmel zugeben und mit anschwitzen.
- Kichererbsen und Majoran in den Topf geben, mit der Brühe auffüllen und zugedeckt aufkochen lassen. Bei mittlerer Hitze 10 Minuten köcheln lassen.
- Landjäger in feine Scheiben schneiden. Die Sahne in die Suppe geben und die Suppe mit einem Pürierstab fein pürieren. Salzen, pfeffern und anrichten. Mit den Wurstscheiben dekorieren.

Bei Kau- und Schluckstörungen:
Pürieren Sie die Suppe erst nach Zugabe der Wurstscheiben. Geben Sie bei Bedarf etwas angerührte Speisestärke zum Abbinden hinzu und kochen die Suppe nochmals kurz auf.

▶ Nährwerte pro Portion
334 kcal, 12 g E, 26 g F, 14 g KH

WISSEN

Kichererbsen

Kichererbsen gehören zu den Hülsenfrüchten und zeichnen sich durch einen hohen Gehalt an wertvollem pflanzlichen Eiweiß aus. Außerdem enthalten sie viele Ballaststoffe und wichtige Mikronährstoffe. Getrocknete Kichererbsen müssen zunächst für mindestens 12 Stunden eingeweicht werden. Das Einweichwasser sollte entsorgt und durch neues ersetzt werden. Vor dem Kochen werden die Kichererbsen noch einmal gründlich gespült. Die Kochzeit beträgt dann etwa noch 1 Stunde. Für nicht eingeweichte Kichererbsen liegt die Kochzeit bei 2–3 Stunden.

Feine Kartoffelsuppe mit Lachs

Ca. 35 Min.

▶ Für 1 Person

150 g Kartoffeln · 60 g Suppengemüse, z. B. Zwiebeln, Karotten, Sellerie · 250 ml Gemüsebrühe (siehe S. 107) · 1 Lorbeerblatt · 1 Zweig Majoran · Salz · Pfeffer · Muskat · Zucker · 20 g Schmand (1 EL) · 50 g Räucherlachs

- Kartoffeln und Suppengemüse in Würfel schneiden.
- Gemüsebrühe in einem Topf aufkochen. Kartoffeln, Suppengemüse, Lorbeerblatt und Majoran dazugeben und circa 25 Minuten bei mittlerer Hitze garen lassen. Anschließend Lorbeerblatt und Majoran entnehmen.
- Die Suppe mit einem Pürierstab pürieren und mit Salz, Pfeffer, Muskat und etwas Zucker abschmecken. Schmand in die Suppe rühren. Den Räucherlachs in feine Stücke schneiden und in die Suppe geben.

Bei Kau- und Schluckstörungen:
Entfernen Sie bei der Zugabe von Bockwurst vorher die Haut. Pürieren Sie die Suppe zum Schluss. Geben Sie bei Bedarf etwas angerührte Speisestärke zum Abbinden hinzu und kochen die Suppe nochmals kurz auf.

▶ Nährwerte pro Portion

354 kcal, 15 g E, 17 g F, 34 g KH

Käse-Porree-Suppe mit Hackfleisch

Ca. 30 Min.

▶ Für 1 Person

100 g Hackfleisch, gewürzt · 10 g Rapsöl (1 EL) · 150 g Porree (1 kleine Stange) · 200 ml Gemüsebrühe (siehe S. 107) · 50 g Schmelzkäse · 20 g Crème double · Salz · Pfeffer · Muskat · Zwiebelpulver · Knoblauchpulver

- Das Öl in einem Topf erhitzen und darin das Hackfleisch anbraten.
- Porree abziehen, säubern und in dünne Ringe schneiden, in den Topf geben und etwa 5 Minuten mit anbraten. Gemüsebrühe dazugeben und alles circa 10 Minuten bei geringer Hitze kochen lassen.
- Den Schmelzkäse zur Suppe geben und schmelzen lassen. Crème double einrühren und alles kurz aufkochen lassen. Die Suppe mit Salz, Pfeffer, Muskat und jeweils einer Prise Zwiebel- und Knoblauchpulver würzen.

▶ Nährwerte pro Portion

620 kcal, 28 g E, 52 g F, 10 g KH

Grundrezepte für Brühe

Die Basis einer guten Suppe ist eine selbst hergestellte Brühe, die aus Fleisch, Knochen, Gemüse oder Fisch bereitet wird. Sie kann auch als Grundlage oder Zutat für andere Speisen (Saucen, Aufläufe) verwendet werden. Die Zubereitung einer Brühe bedarf ein wenig Zeit, aber es lohnt sich.

Bereiten Sie eine größere Menge der Brühe zu und frieren diese portionsweise ein. Dazu gießen Sie die Suppe nach der Kochzeit durch ein feines Sieb und füllen sie noch heiß in Portionsbehälter. Lassen Sie die Brühe auskühlen und frieren sie anschließend ein. Tiefgefroren kann sie bis zu 6 Monate gelagert werden. Alternativ können Sie die heiße Brühe in Einmachgläser füllen und diese gut verschließen. Die Brühe hält sich so 2–3 Wochen im Kühlschrank. Einmal geöffnet sollte sie innerhalb einer Woche aufgebraucht werden.

Fleischbrühe Grundrezept

20 Min. + 1 Std. Kochzeit

Für den Vorrat

500 g Rindfleisch (Beinscheibe) · 500 g Knochen · 2 Mohrrüben · 1 Zwiebel · 1 Porreestange · ½ Knolle Sellerie · 2 l Wasser · 1 TL Salz

- Beinscheibe und Knochen waschen, Zwiebeln häuten und halbieren, Mohrrübe putzen, Porree längs halbieren und waschen.
- Das Gemüse in grobe Stücke schneiden. Alle Zutaten mit kaltem Wasser bedeckt gemeinsam in einem großen Topf ohne Deckel zum Kochen bringen (abgedeckt würde die Brühe trübe werden) und anschließend bei mittlerer Hitze mindestens 1 Stunde köcheln lassen.
- Den sich dabei bildenden Schaum abschöpfen und eventuell Wasser nachfüllen.
- Anschließend den Topf von der Kochfläche nehmen und die Brühe durch ein feines Sieb in ein Gefäß gießen.

Nährwerte pro Portion

3 kcal, 0,5 g E, 0 g F, 0 g KH

Kräftige Hühnerbrühe Grundrezept

20 Min. + 3 Std. Kochzeit

Für den Vorrat

1 ½ kg Huhn · 2 Zwiebeln mit Schale · 4 l Wasser · 2 Karotten · 1 Sellerieknolle · 1 Stange Porree · 1 Bund Petersilie · 1 Bund frischer Thymian · 2 Lorbeerblätter · 10 schwarze Pfefferkörner

- Die Zwiebeln ungeschält waschen und vierteln. Das Hühnerfleisch ebenfalls waschen und mit den ungeschälten Zwiebeln in einen großen Suppentopf geben und bei geringer Hitze unter Rühren leicht anbräunen.
- Die Karotten, Sellerieknolle und den Porree waschen, grob würfeln und mit anbraten. Das Wasser in den Suppentopf gießen und dabei rühren, um die Bratrückstände vom Topfboden zu lösen. Die Kräuter dazugeben.
- Aufkochen und den entstehenden Schaum abschöpfen. Die Brühe halb abgedeckt 3 Stunden sanft köcheln lassen. Dann abseihen, abkühlen lassen und die Brühe in den Kühlschrank stellen.
- Die fertige Brühe sollte bald weiterverarbeitet oder portionsweise eingefroren werden.

Nährwerte pro Portion

80 kcal, 7 g E, 6 g F, 0,5 g KH

Hausgemachte Gemüsebrühe

20 Min. + 1 Std. Kochzeit

Für den Vorrat

1 Stange Porree · 1 Knolle Kohlrabi · 100 g Knollensellerie · 200 g Karotten · 1 Knoblauchzehe · 2 Zwiebeln · 1 EL Olivenöl · 1 Bund Petersilie · 5 Zweige Thymian · 3 l Wasser · 10 Pfefferkörner · 1 Nelke · 2 Lorbeerblätter

- Gemüse in grobe Würfel, Zwiebeln und Knoblauch mit Schale in Stücke schneiden. Kurz in einem großen Topf mit heißem Öl anbraten.
- Thymian und Petersilie ebenfalls grob zerkleinern, in den Topf geben und kurz mit anbraten. Mit 3 l kaltem Wasser ablöschen und kurz aufkochen. Nun die Hitze wieder zurückschalten und aufkommenden Schaum mit einer Kelle abschöpfen. Bildet sich kein Schaum mehr, können die restlichen Gewürze (Pfeffer, Nelken, Lorbeer) zugefügt werden.
- Nun mindestens noch 1 Stunde bei geringer Wärmezufuhr köcheln lassen. Anschließend die Brühe vorsichtig durch ein Sieb oder Tuch passieren. Gegebenenfalls noch etwas einkochen lassen, damit der Geschmack intensiver wird.

Nährwerte pro Portion

2 kcal, 0,5 g E, 0 g F, 0 g KH

Tortellini mit Spinat, Ricotta und Ei

Ca. 1 Std. + 1 Std. Kühlzeit

▶ Für 6 Personen

Grundrezept Nudelteig:

- 2 Eier
- 2 EL Olivenöl
- 1 TL Salz
- 275 g Mehl
- Mehl zum Bearbeiten
- Grieß zum Bearbeiten

Füllung:

- 500 g Spinat
- Salz
- 2 Scheiben Weizentoastbrot
- 175 g Ricotta, abgetropft
- 2 Eier
- 30 g Parmesan, gerieben
- weißer Pfeffer
- Muskatnuss, gerieben
- 12 Eigelb
- 1 Eiweiß

Sauce:

- 100 g Butter
- 20 Salbeiblätter
- 50 g Parmesan, gehobelt

- 2 Eier, Öl, Salz und 2 Esslöffel Wasser verrühren. Mehl in eine Küchenmaschine mit Schneidmesser geben. Die Maschine einschalten, die Eimischung zugießen. Die Maschine laufen lassen, bis sich eine Kugel bildet. Die Kugel 3–4 Minuten rotieren lassen, dann in Folie wickeln und 1 Stunde kühl stellen.
- Zwischenzeitlich Spinat putzen und waschen. 1 Minute in Salzwasser blanchieren, abschrecken, abtropfen lassen, kräftig ausdrücken und fein hacken. Toastbrot entrinden und fein würfeln. Spinat mit Brotwürfeln, Ricotta, 2 Eiern und Parmesan mischen. Kräftig mit Salz, Pfeffer und Muskat würzen.
- Den Teig halbieren, jede Hälfte zu einem flachen Rechteck formen und sechsmal durch die glatte Walze der Nudelmaschine auf die bemehlte Arbeitsfläche drehen. Mit einem glatten Ausstecher (10 cm Durchmesser) 24 Kreise ausstechen.
- Die Füllung in einen Spritzbeutel mit Lochtülle Nr. 8 füllen. 12 der Teigkreise auf die stark bemehlte Arbeitsfläche legen. Auf jeden Kreis einen Ring Füllung spritzen, dabei einen freien Rand lassen. Dann ein ganzes Eigelb vorsichtig in jeden Ring gleiten lassen. Teigränder mit Eiweiß bepinseln. Restliche Teigkreise daraufsetzen und am Rand festdrücken. Die fertigen Tortellini auf ein mit Grieß bestreutes Blech legen.
- Salzwasser in einem Topf zum Kochen bringen. Die Tortellini vorsichtig in das leicht siedende Wasser gleiten lassen und 5–6 Minuten garen. Salbeiblätter in der Butter knusprig braten. Abgetropfte Tortellini mit der Salbeibutter übergießen und mit Parmesan bestreuen.

▶ **Nährwerte pro Portion**

658 kcal, 28 g E, 43 g F, 39 g KH

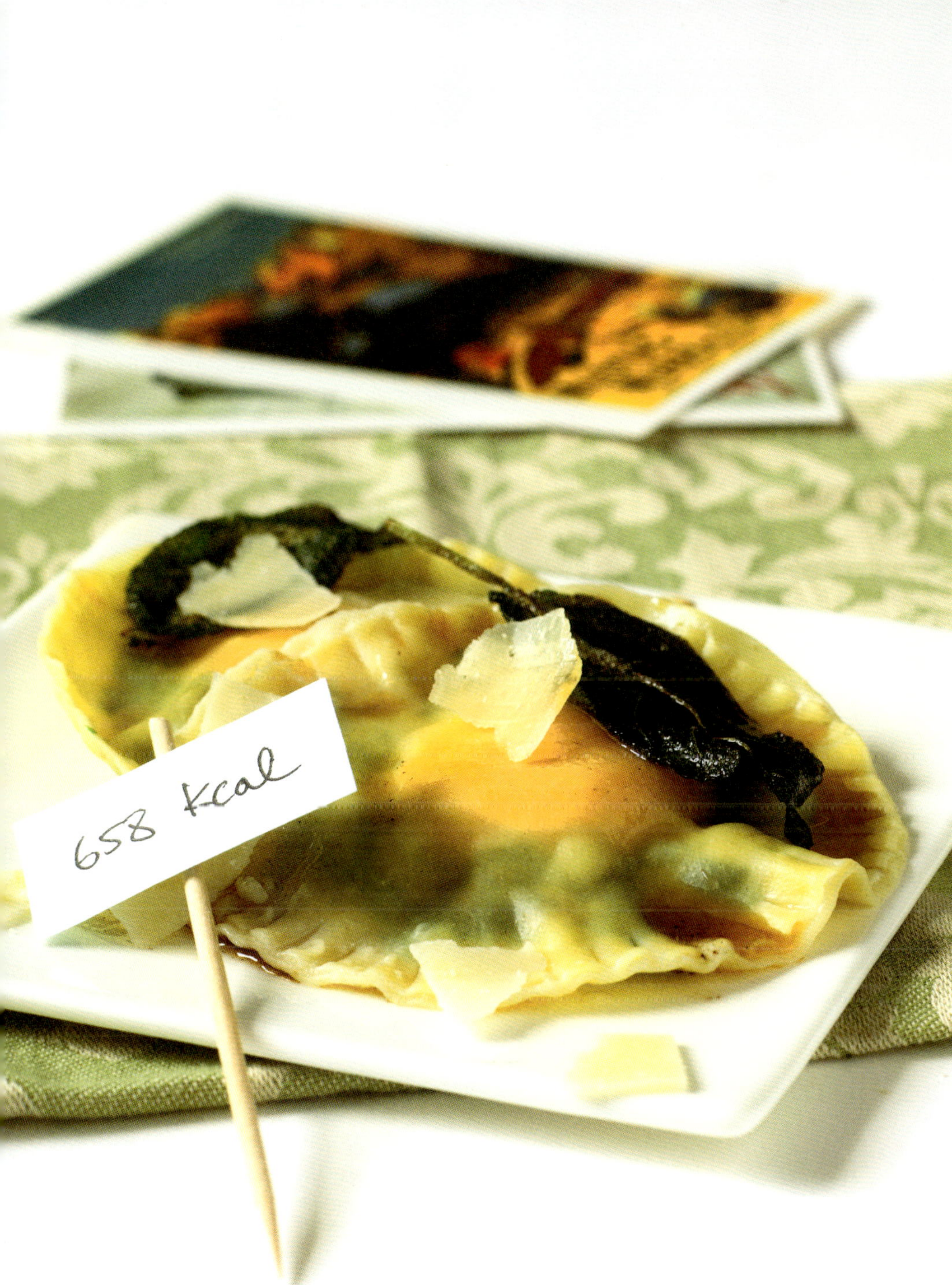
658 Kcal

Kartoffel-Thunfisch-Soufflé

Ca. 35 Min. + 40 Min. Backzeit

▶ Für 1 Person

250 g	mehlig kochende Kartoffeln
75 g	Thunfisch im eigenen Saft (½ Dose)
½	Bund Schnittlauch
10 g	Butter (2 TL)
100 ml	Milch
	Salz
	Pfeffer
	Muskat
1	Eiweiß
1	Msp. Backpulver
1	Eigelb
50 g	Kräuterfrischkäse
	Butter zum Einfetten der Form

- Die Kartoffeln waschen, schälen und in grobe Stücke schneiden und 20 Minuten bei mittlerer Hitze garen.
- Den Thunfisch abgießen und mit einer Gabel zerdrücken. Schnittlauch in Röllchen schneiden.
- Die fertig gegarten Kartoffeln heiß durch die Kartoffelpresse drücken. Die Butter dazugeben, die Milch aufkochen lassen und mit dem Schneebesen unterrühren. Das Püree würzen und etwas abkühlen lassen.
- Das Eiweiß zu steifem Schnee schlagen, dabei das Backpulver dazugeben.
- Den Backofen auf 180 °C (Umluft 160 °C) vorheizen. Eine Souffléform einfetten.
- Den Thunfisch, das Eigelb, den Kräuterfrischkäse und den Schnittlauch unter die Kartoffelmasse mischen und nochmals nachwürzen. Das Kartoffelsoufflé auf der untersten Schiene in den Backofen schieben und 40 Minuten backen.

Variationen:

Wenn Sie das Soufflé ohne Thunfisch zubereiten, kann es sehr gut als Beilage zu Fleisch, Fisch und Geflügelgerichten gegessen werden.

Tipp

So gelingt das Soufflé sicher:

- Eischnee gelingt besser, wenn Sie beim Schlagen 1 Prise Salz oder 2–3 Tropfen Zitronensaft hinzufügen.
- Während des Backens darf der Ofen nicht geöffnet werden, da das Soufflé sonst zusammenfällt.
- Schützen Sie das Soufflé nach dem Herausnehmen aus dem Backofen vor Zugluft.

▶ Nährwerte pro Portion

761 kcal, 37 g E, 47 g F, 48 g KH

Nudelgratin mit Hackfleisch und Spinat

Ca. 35 Min. + 25 Min. Backzeit

- Nudeln nach Packungsanweisung in Salzwasser bissfest kochen, anschließend abschrecken und abtropfen lassen.
- Zwiebel und Knoblauchzehe schälen und beides fein hacken. Die Butter in einem Topf zerlassen und die Zwiebeln darin glasig dünsten. Knoblauch kurz mitdünsten. Hackfleisch dazugeben und ebenfalls anbraten.
- Den Spinat mit 2 Esslöffeln Wasser zufügen und bei geschlossenem Deckel garen, währenddessen gelegentlich umrühren. Mit Salz, Pfeffer und Muskat würzen und die Nudeln untermischen.
- Den Backofen auf 200 °C (Umluft 180 °C) vorheizen. Eine Auflaufform fetten und die Nudelmischung hineinfüllen.
- Den Kräuterfrischkäse mit der Sahne und dem Ei glatt rühren, mit Salz, Pfeffer und Oregano würzen und darüber gießen. Den zerbröselten Schafskäse auf dem Auflauf verteilen. Im vorgeheizten Backofen alles etwa 25 Minuten überbacken.

Tipp

Knoblauch, Kräuter und Gewürze wie Paprikapulver, Curry, Kurkuma usw. entwickeln ein wesentlich intensiveres Aroma, wenn sie mit angebraten werden. Durch das Braten werden ätherische Öle freigesetzt. Beachten Sie allerdings: Knoblauch und Gewürze bitte nur kurz anbraten und das Gericht schnell weiterverarbeiten, damit das Aroma erhalten bleibt.

▶ Nährwerte pro Portion

837 kcal, 43 g E, 48 g F, 58 g KH

▶ Für 1 Person

70 g	Nudeln (z. B. Farfalle)
140 ml	Wasser
	Salz
50 g	Zwiebel (1 kleine)
	Knoblauchzehe
10 g	Butter (2 TL)
125 g	Hackfleisch, gewürzt (Schwein oder Rind)
100 g	Blattspinat (tiefgekühlt)
	Salz
	Pfeffer
	Muskat
50 g	Kräuterfrischkäse
50 ml	Sahne
1	Ei
	Oregano
50 g	Schafskäse

Kichererbsen-Gemüse-Auflauf

Ca. 30 Min. + 45–50 Min. Backzeit

▶ Für 1 Person

- 30 g Frühlingszwiebeln
- 50 g Möhre
- 75 g Austernpilze
- 75 g Kürbisfruchtfleisch
- 1 TL Rapsöl
- Salz
- weißer Pfeffer
- 75 g Kichererbsen aus der Dose
- Butter und Dinkelvollkorngrieß für die Form
- 50 ml Milch
- 50 g Schmand (oder ersatzweise Crème fraîche)
- 30 g Dinkelvollkorngrieß
- 1 Ei
- Paprikapulver, edelsüß
- 1 Prise frisch geriebene Muskatnuss
- 1 TL feingehackte Petersilie
- 1 TL feingehacktes Basilikum
- 30 g grob geriebener Butterkäse
- Dinkelvollkorngrieß zum Bestreuen
- Butterflöckchen zum Belegen

- Frühlingszwiebeln und Möhre waschen und putzen. Frühlingszwiebeln in dünne Ringe schneiden. Pilze putzen und in Streifen schneiden. Möhre und Kürbis grob raspeln.
- Gemüse und Pilze in dem Öl bei mittlerer Hitze unter häufigem Wenden 3 Minuten braten. Salzen und pfeffern.
- Die Kichererbsen abtropfen lassen. Eine flache feuerfeste Form fetten und mit Grieß bestreuen. Den Backofen auf 190 °C (Umluft 170 °C) vorheizen. Das Gemüse und die Kichererbsen mischen und in der Form verteilen.
- Milch mit Schmand, Grieß, Ei, Salz, Pfeffer, Paprikapulver, Muskat, Kräutern und Käse verrühren, über dem Gemüse verteilen. Mit dem Grieß bestreuen, mit Butterflöckchen belegen. Den Auflauf im Ofen auf der unteren Schiene in 45–50 Minuten goldbraun backen.

▶ Nährwerte pro Portion

645 kcal, 26 g E, 38 g F, 50 g KH

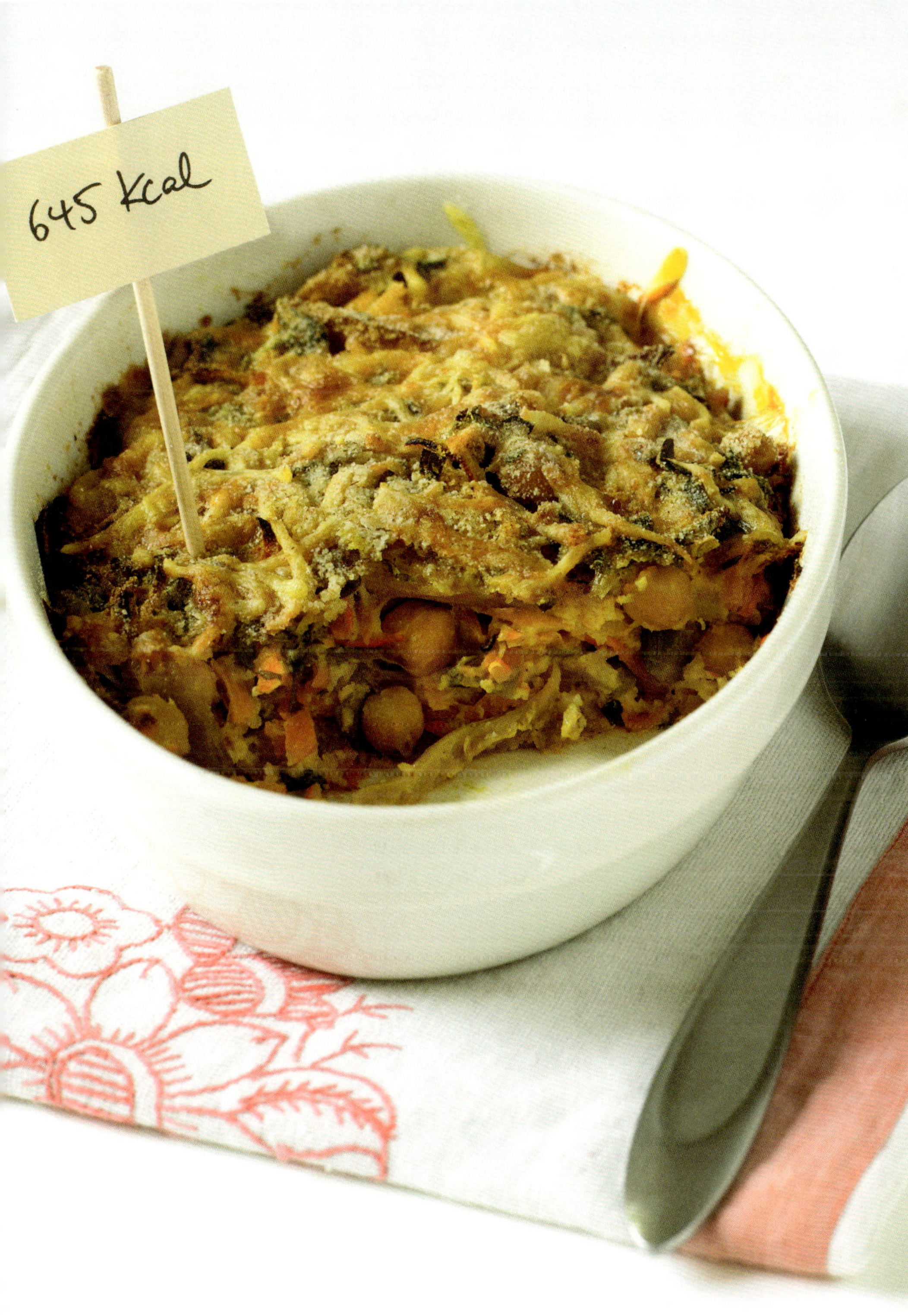
645 Kcal

Lachsterrine

Ca. 30 Min. + 30 Min. Garzeit

▶ Für 4 Personen

250 g Hühnerei (4–5 Stück)
80 g Milch, 3,5 % Fett
15 g Maisstärke (1 ½ EL)
250 g Lachsfilet, TK oder frisch
Salz
Pfeffer
Öl zum Einfetten

- Den Backofen auf 150 °C vorheizen. Eier, Milch und Stärke mit einem Rührgerät verquirlen. Das rohe Lachsfilet mit der Eimasse zu einer Fischfarce pürieren und gegebenenfalls durch ein Sieb streichen (es dürfen keine Gräten enthalten sein!). Salz und Pfeffer zugeben.
- Eine kleine Kastenform – z. B. eine Kuchenform für Kinder – mit Öl einpinseln. Die Masse etwa 5 cm hoch einfüllen. Die Form mit Alufolie abdecken.
- Die Backform auf ein tiefes Blech oder in eine Auflaufform setzen und den Boden des Blechs oder der Auflaufform mit Wasser bedecken. Auf der mittleren Schiene etwa 25–30 Minuten dämpfen. Anschließend in Scheiben schneiden und mit einer Sauce (z. B. Dillsauce, S. 126) servieren.

Variationen:

Die Terrine kann auch mit verschiedenen Fleischsorten hergestellt werden, zum Beispiel mit Geflügelfleisch (dieses vorher anbraten) oder mit Leberkäse.

▶ Nährwerte pro Portion

224 kcal, 21 g E, 14 g F, 5 g KH

Brokkoli-Möhren-Timbale

Ca. 30 Min. + 45 Min. Garzeit

Für 4 Personen

250 g Möhren, TK oder frisch · 250 g Brokkoli, TK oder frisch · Salz · Pfeffer · 180 g Hühnerei (3 Stück) · 60 g Milch, 3,5 % Fett · 10 g Maisstärke (1 EL) · Öl zum Einfetten

- Brokkoli und Möhren getrennt dämpfen, salzen und mit Pfeffer würzen. Eier, Milch und Stärke mit dem Rührgerät zu einer Timbalemasse verquirlen.
- Eine Hälfte der Timbalemasse zusammen mit dem Brokkoli pürieren und abschmecken. Dann die andere Hälfte der Timbalemasse zusammen mit den Möhren pürieren und abschmecken.
- Muffinförmchen oder Tassen mit Öl einpinseln. Die beiden Massen in zwei Schichten in die geölten Förmchen einfüllen. Mit Alufolie bedecken und im Wasserbad (z. B. ein tiefes Backblech mit Wasser bedeckt) auf der mittleren Schiene etwa 45 Minuten dämpfen. Anschließend stürzen.

Nährwerte pro Portion

118 kcal, 9 g E, 5 g F, 10 g KH

Kartoffel-Möhren-Püree mit Orange

Ca. 20 Min. + 25 Min. Garzeit

Für 4 Personen

500 g Kartoffeln · 500 g Möhren · 30 ml Rapsöl (3 EL) · 100 ml Brühe · 30 ml frisch gepresster Orangensaft · 1 ½ TL Kardamom · ¾ TL Salz · Cayennepfeffer · Zucker

- Kartoffeln und Möhren waschen, putzen und in Würfel schneiden. In einen Topf geben, mit Wasser bedecken und zum Kochen bringen. Etwa 25 Minuten kochen.
- Abtropfen lassen und in eine große Schüssel geben. Mit Öl, Brühe, Orangensaft, Kardamom und Salz vermengen und pürieren. Mit Cayennepfeffer und etwas Zucker abschmecken. Mit einem Spritzbeutel mit Sterntülle auf Tellern dressieren.

Nährwerte pro Portion

110 kcal, 2 g E, 5 g F, 15 g KH

Tipp

Geben Sie nach dem Pürieren noch etwas Butter zu dem Püree. Damit erhöhen Sie die Kalorienzufuhr und es schmeckt noch besser.

Bananenpfannkuchen

Ca. 25 Min.

▶ Für 1 Person

Pfannkuchenteig (Grundrezept):

- 25 g Mehl
- 1 Ei
- 40 ml Milch
- 5 ml Öl (1 TL)
- 1 Prise Salz
- 5 g Zucker (1 TL)

Bananenfüllung:

- 60 g Quark, 20 % Fett i. Tr.
- 40 g Vanillepudding (Fertigprodukt)
- 5 g Honig oder Ahornsirup (1 TL)
- 120 g Banane (1 Stück)
- 5 ml Öl zum Ausbacken (1 TL)
- Puderzucker zum Bestreuen

- Mehl, Ei, Milch und Öl zu einem glatten Teig verrühren. Zucker und 1 Prise Salz zugeben.
- In eine beschichtete Pfanne 1 TL Öl geben, den Teig gleichmäßig in der Pfanne verteilen und von beiden Seiten goldgelb ausbacken.
- Quark, Vanillepudding und 1 TL Honig verrühren. Die Banane schälen.
- Pfannkuchen mit Quark-Pudding-Mischung bestreichen, die Banane darauflegen und einrollen. Mit Puderzucker bestreuen und einmal halbieren.

Süße Variationen:

Das Pfannkuchengrundrezept kann mit beliebigen Füllungen kombiniert werden: zum Beispiel mit Obstkompott, roter Grütze oder Schokocreme.

Pikante Variationen:

Wenn Sie den Zucker im Pfannkuchenteig weglassen, können Sie daraus auch pikant gefüllte Pfannkuchen zubereiten. Füllen Sie diese zum Beispiel mit gedünstetem Spinat oder Pilzen, Fleischhaschee oder Speck- und Zwiebelwürfeln.

▶ Nährwerte pro Portion

518 kcal, 22 g E, 19 g F, 64 g KH

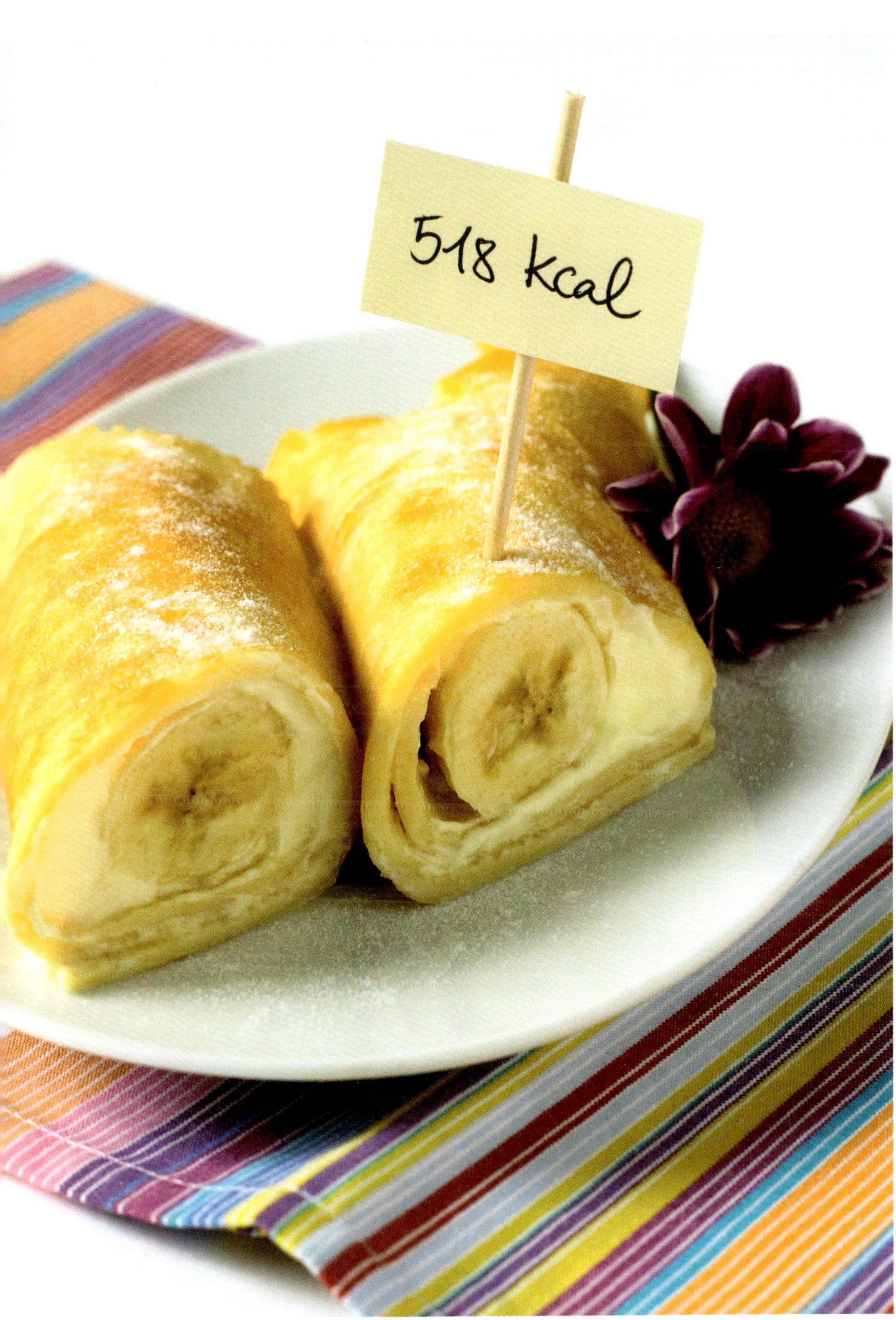
518 kcal

Reibekuchen mit Apfelmus

ca. 20 Min.

▶ Für 1 Person

250 g Kartoffeln · 20 g Zwiebeln · 10 g Haferflocken, blütenzart (1 ½ EL) · Salz · Pfeffer · Muskat · Rapsöl zum Backen · 120 g Apfelmus (aus dem Glas oder selbst gemacht)

- Rohe Kartoffeln und Zwiebeln fein reiben. Die Haferflocken dazugeben. Mit den Gewürzen abschmecken.
- Das Fett in einer Pfanne bei mittlerer Flamme erhitzen. Puffer von 1–2 EL Teig in dem Fett goldbraun backen.

Variation:

Reichen Sie zu den Reibekuchen anstelle von Apfelmus Kräuterquark und Räucherlachs. So erhöhen Sie die Eiweißzufuhr.

▶ Nährwerte pro Portion

463 kcal, 7 g E, 21 g F, 61 g KH

Omelett

Ca. 15 Min.

▶ Für 1 Person

2 Eier · 1 Prise Salz · 10 ml Milch, 3,5 % Fett (1 EL) · Butter zum Anbraten

- Eier, Salz und Milch verquirlen, aber nicht schaumig rühren.
- Butter in einer Pfanne erhitzen, den Eiteig einfüllen. Die Platte ausschalten und den Teig in der Nachwärme stocken lassen.

Variationen:

Kräuteromelett: 1 EL zerkleinerte Petersilie, Schnittlauch oder Dill unterrühren.

Käseomelett: 1 EL geriebenen Käse unterrühren.

Gefülltes Omelett: Gedünstete Champignons oder angebratene Zwiebel- und Speckwürfel auf das Omelett geben und dann zusammenklappen.

▶ Nährwerte pro Portion

245 kcal, 15 g E, 20 g F, 2 g KH

Kirsch-Quark-Auflauf

Ca. 40 Min. + 35 Min. Backzeit

- Die Zwiebäcke in kleine Stücke brechen. Die Butter in einer großen Pfanne erhitzen, 2 Teelöffel Zucker einrühren und schmelzen lassen. Die Zwiebackstückchen darin 3–4 Minuten bei mittlerer Hitze unter Rühren anrösten.
- Eine flache Auflaufform fetten und mit Zucker ausstreuen. Den Formboden mit Zwiebackstücken bedecken, die Kirschen darauf verteilen und mit dem restlichen Zwieback bedecken.
- Den Backofen auf 200 °C (Umluft 180 °C) vorheizen. Die Zitrone heiß abspülen, trockenreiben und die Schale abreiben.
- Das Ei trennen, das Eiweiß mit 1 TL Zucker steif schlagen. Das Eigelb mit der Zitronenschale und dem restlichen Zucker cremig rühren. Den Quark und das Puddingpulver unterrühren, den Eischnee locker unterheben.
- Die Quarkmasse auf dem Zwieback verstreichen. Den Auflauf auf der untersten Schiene 35 Minuten backen und anschließend warm servieren.

▶ Für 1 Person

3 Zwiebäcke
15 g Butter (3 TL)
30 g Zucker (2 EL)
125 g Sauerkirschen aus dem Glas, abgetropft
½ unbehandelte Zitrone
1 Ei
1 TL Vanillepuddingpulver
75 g Quark, 20 % Fett i. Tr.
Butter und Zucker für die Form

Variationen:

Sie können diesen Auflauf auch mit anderen Früchten zubereiten, beispielsweise Zwetschgen, Aprikosen oder Johannisbeeren. Statt Zwieback können Sie auch altbackene, in Milch eingeweichte Brötchen verwenden.

▶ Nährwerte pro Portion

572 kcal, 18 g E, 23 g F, 71 g KH

Beilagen

Mit energie- und nährstoffreichen Beilagen kann das Familienessen ganz leicht an die Bedürfnisse einer mangelernährten Person angepasst werden. Hier finden Sie Leckeres aus Kartoffeln, Mais, Hirse, Reis und Nudeln. Außerdem wird empfohlen, täglich 3 Portionen Gemüse zu verzehren. Gerade Menschen mit Ernährungsstörungen fällt es häufig schwer, diese Empfehlung umzusetzen. Unsere Saucenrezepte sind eine gute Möglichkeit, auf einfache Art eine Extraportion Gemüse aufzunehmen.

Käsespätzle

Ca. 20 Min. + 10 Min. Backzeit

▶ Für 1 Person

70 g Spätzle
140 ml Wasser
40 g Käse, gerieben
40 g Zwiebel
10 g Butter (2 TL)

- Die Spätzle in der doppelten Menge Salzwasser kochen. Anschließend die gekochten Spätzle und den geriebenen Käse in einer gefetteten feuerfesten Form schichten. Die letzte Schicht sollte aus Käse bestehen.
- Die Form in den vorgeheizten Backofen schieben und etwa 10 Minuten backen lassen. Zwischenzeitlich die Zwiebeln abziehen, in dünne Ringe schneiden, in der zerlassenen Butter goldbraun anbraten und über die fertigen Käsespätzle geben.

Tipp

Käsespätzle können sehr gut – mit einem frischen Salat kombiniert – als Hauptmahlzeit gegessen werden. Bereiten Sie dann einfach die doppelte Menge zu.

▶ Nährwerte pro Portion

283 kcal, 16 g E, 17 g F, 16 g KH

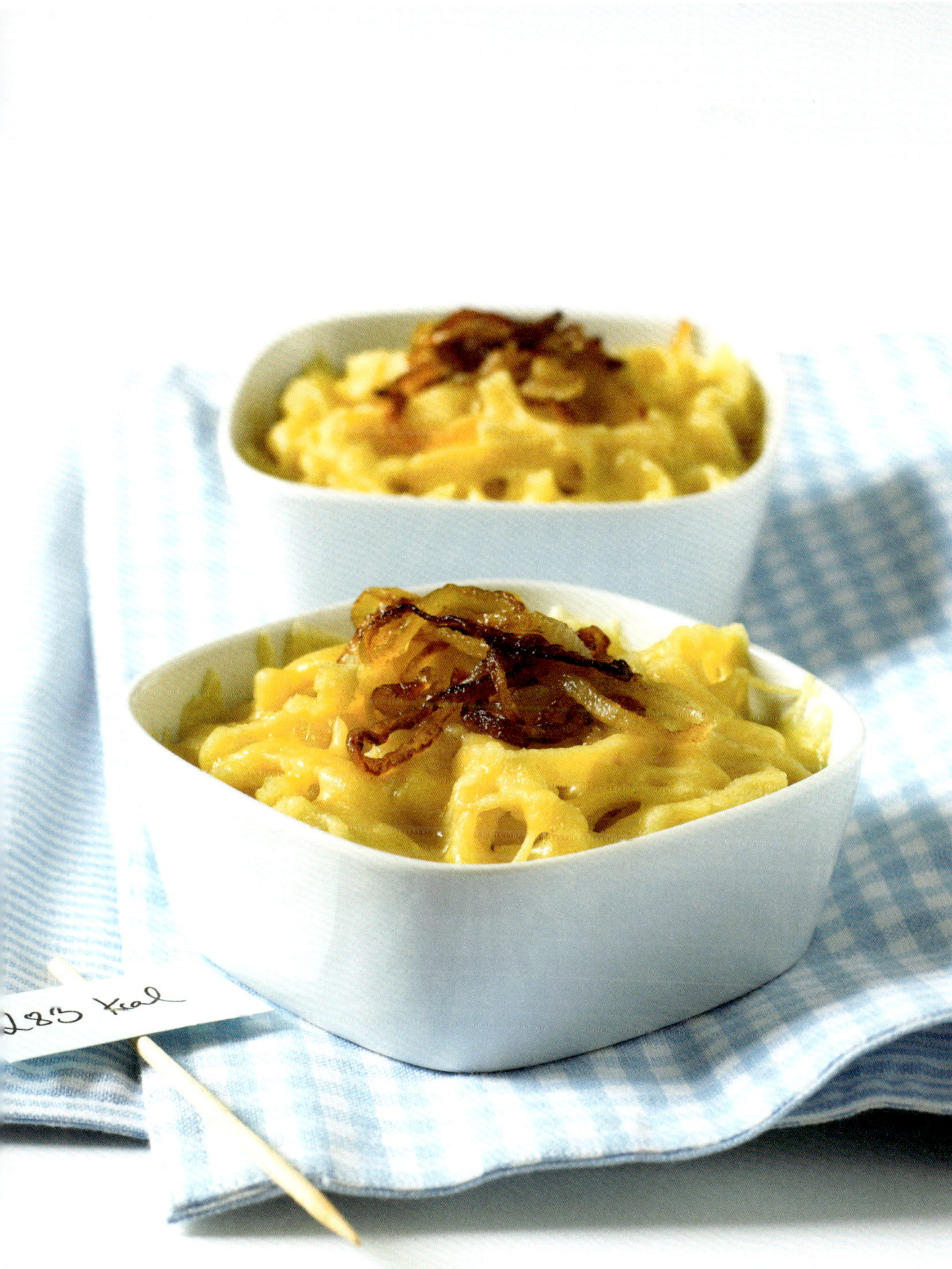
283 kcal

Tortellini oder Cappelletti in Salbeibutter

Ca. 15 Min.

Für 1 Person

½ rote Zwiebel · 1 Knoblauchzehe · 1 EL Butter · 3 große Salbeiblätter · 125 g Tortellini oder Cappelletti (aus dem Kühlregal) · Salz · Pfeffer aus der Mühle · 15 g Pecorino oder Parmesan

- Die Zwiebel und die Knoblauchzehe abziehen, fein würfeln und in Butter andünsten. Die Salbeiblätter dazugeben.
- Anschließend die Tortellini oder Cappelletti 2–3 Minuten bei geringer Hitze in der Salbeibutter braten, mit Salz und Pfeffer würzen. Auf einem Teller anrichten und mit frisch gehobeltem Käse bestreut servieren.

Wissen

Tortellini und Cappelletti sind gefüllte Nudelspezialitäten aus Italien. Diese werden aus quadratischem oder rund ausgerolltem Nudelteig hergestellt und mit verschiedenen Zutaten gefüllt. Sie werden meist mit einer Soße gegessen und mit frisch gehobeltem Parmesan oder Pecorino (Hartkäse aus Schafsmilch) bestreut.

Nährwerte pro Portion

398 kcal, 12 g E, 27 g F, 28 g KH

Polentaschnitten

Ca. 15 Min. + 10 Min. Backzeit

Für 1 Person

75 ml Schlagsahne, 30 % Fett · 50 ml Wasser · 10 g Butter (2 TL) · Salz · 50 g Polenta (Maisgrieß) · 50 g geriebener Hartkäse, 45 % Fett i. Tr.

- Die Schlagsahne in einem Topf mit Wasser, Salz und Butter aufkochen. Polenta einrieseln lassen und etwa 5 Minuten rühren, bis die Masse eindickt. Danach den Topf vom Herd nehmen.
- Die Polentamasse kurz ziehen lassen, dann fingerdick in eine viereckige Auflaufform streichen und abkühlen lassen.
- Den Backofen auf 180 °C vorheizen. Die abgekühlte Masse mit dem geriebenen Käse bestreuen und im Backofen bei 180 °C backen, bis der Käse schmilzt.

Variation:

Mengen Sie feine Schinken- und angebratene Zwiebelwürfel unter die Polentamasse.

Nährwerte pro Portion

663 kcal, 20 g E, 48 g F, 39 g KH

Hirserisotto

Ca. 25 Min.

▶ Für 1 Person

50 g Hirse, roh · 5 ml Rapsöl (1 TL) · 1 kleine Zwiebel · 100 ml Gemüsebrühe · 5 Salbeiblätter, frisch · 30 g Parmesan, gerieben

- Die Hirse heiß abwaschen. Die Zwiebel schälen und fein hacken.
- Öl im Topf zerlaufen lassen, die Zwiebeln kurz andünsten, Hirse dazugeben und mit Gemüsebrühe aufgießen. 20 Minuten ausquellen lassen.
- Unter das fertige Hirserisotto fein geschnittenen Salbei mischen (ersatzweise 1 Teelöffel getrockneten Salbei). Fein geriebenen Parmesan über das Risotto geben.

▶ Nährwerte pro Portion

404 kcal, 15 g E, 21 g F, 37 g KH

Curryreis mit Mandeln oder Pinienkernen

Ca. 25 Min.

▶ Für 1 Person

50 g Langkornreis · 5 ml Rapsöl (1 TL) · Currypulver · Salz · 15 g gehackte Mandeln oder Pinienkerne

- Den Reis in 120 ml Wasser kurz aufkochen lassen, Herdplatte herunterschalten und den Topf zudecken. Nach etwa 15 Minuten Quellzeit hat der Reis die Flüssigkeit aufgesogen und ist gar.
- Den fertigen Reis mit Öl, Currypulver, Salz und gehackten Mandeln oder Pinienkernen vermischen und servieren.

▶ Nährwerte pro Portion

311 kcal, 7 g E, 13 g F, 40 g KH

Tipp

Eine besondere Note bekommt der Curryreis, wenn Sie klein geschnittene gedünstete Pfirsiche oder Aprikosen zugeben.

Kartoffelpüree – ein Klassiker mit vielen Gesichtern

Ca. 30 Min.

▶ Für 1 Person

200 g mehlig kochende Kartoffeln
Salz
100 ml Milch, 3,5 % Fett
20 g Butter (4 TL)
20 g Crème double (1 EL)
Salz
Pfeffer
Muskat

- Kartoffeln schälen, in Stücke schneiden und in einen Topf mit gesalzenem Wasser geben. Kartoffeln mit Deckel in etwa 20 Minuten bei mittlerer Hitze gar kochen.
- Die Kartoffeln dann abgießen und sofort durch die Kartoffelpresse geben oder mit einem Kartoffelstampfer zerdrücken. Milch aufkochen und mit einem Teigschaber oder Kochlöffel nach und nach unter die Kartoffelmasse rühren.
- Anschließend die Butterflocken und Crème double dazugeben. Mit Salz, Pfeffer und Muskatnuss abschmecken.

Variationen:
Das Püree können Sie zum Beispiel durch die Zugabe von Zwiebeln, Basilikum oder anderen Kräutern verfeinern. Mit Tomaten und Tomatenmark färben Sie das Püree rot und mit Erbsen erhalten Sie ein tolles grünes Püree. Durch die Zugabe von 4 Esslöffeln geriebenem Käse erhält Kartoffelpüree eine besonders pikante Note. Oder wie wäre es mit einem Kartoffel-Avocado-Püree? Dazu das Fruchtfleisch einer halben Avocado mit etwas Zitronensaft, Salz und Pfeffer mischen und pürieren. Das Avocadopüree zum Kartoffelpüree geben, kurz heiß werden lassen, evtl. nachwürzen. Ein besonderer Hingucker ist es, wenn Sie das Püree in den Avocadoschalen anrichten.

▶ Nährwerte pro Portion
416 kcal, 8 g E, 26 g F, 38 g

Tipp

Pürieren Sie Kartoffeln nicht in der Küchenmaschine oder im Mixer, da dabei Stärke freigesetzt wird und diese das Püree klebrig macht.

Kartoffel-Käse-Auflauf

Ca. 45 Min. + 15 Min. Backzeit

▶ Für 1 Person

250 g Kartoffeln · 1 Ei · 20 ml Milch (2 EL) · 30 g geriebener Hartkäse, z. B. Parmesan (2 EL) · 5–10 g Vollkornmehl (1–2 TL) · Muskatnuss, frisch gerieben · Salz · Butter oder Margarine zum Fetten der Auflaufform

- Die Kartoffeln ungeschält kochen und anschließend die Schale entfernen. Die Kartoffeln durch eine Kartoffelpresse drücken.
- Das Ei trennen. Eigelb und Milch zu den Kartoffeln geben. Mehl und geriebenen Käse hinzufügen und die Kartoffelmasse mit Muskat und Salz abschmecken.
- Das Eiweiß steif schlagen und den Eischnee unter die Kartoffelmasse ziehen. Die Masse in eine gut gefettete Auflaufform füllen und im vorgeheizten Backofen bei 150 °C 15 Minuten backen.

▶ Nährwerte pro Portion

477 kcal, 24 g E, 21 g F, 47 g KH

Braune Sauce auf Gemüsebasis

Ca. 25 Min.

▶ Für 8–10 Portionen

50 g Zwiebel (1 kleines Stück) · 150 g Möhren (1 Stück) · 200 g Knollensellerie · 10 ml Raps- oder Olivenöl (1 EL) · 5 g Tomatenmark (1 TL) · 15 g Weizenmehl Typ 1050 (1 ½ EL) · 250 ml Gemüsebrühe · 150 ml Schlagsahne · Liebstöckel · Paprikapulver · Worcestersauce · 10 g Butter (2 TL)

- Zwiebel, Möhren und Sellerie klein schneiden. Gemüse im Topf kräftig anbraten, sodass es leicht gebräunt ist.
- Tomatenmark hinzufügen und mit Weizenmehl bestäuben. Unter Rühren Tomatenmark und Mehl circa 2 Minuten anrösten, Gemüsebrühe hinzufügen, alles etwa 10 Minuten unter gelegentlichem Rühren garen.
- Sahne zufügen und die Mischung pürieren. Mit den Gewürzen abschmecken und einen Stich Butter dazugeben.
- Passt zu allen Fleischgerichten wie Braten, Schnitzel und Hackfleischgerichten.

▶ Nährwerte pro Portion

60 kcal, 1 g E, 5 g F, 2 g KH

Tipp

Die Saucenrezepte sind für die Herstellung einer größeren Menge ausgerichtet (etwa 8–10 Portionen). Frieren Sie Reste einfach portionsweise ein.

Helle Sauce auf Gemüsebasis

Ca. 25 Min.

▶ Für 8–10 Portionen

50 g Zwiebel · 350 g helles Gemüse (Kohlrabi, Blumenkohl, Sellerie) · 10 ml Raps- oder Olivenöl (1 EL) · 200 ml Gemüsebrühe · 100 ml Milch, 3,5 % Fett · 100 ml Schlagsahne · Salz · Pfeffer · Muskat · 10 g Butter (2 TL)

- Zwiebel schälen, Gemüse putzen und beides klein schneiden.
- Das Öl in einen Kochtopf geben und erhitzen. Zwiebel glasig dünsten. Gemüse hinzufügen und in der Gemüsebrühe etwa 10 Minuten bei mittlerer Hitze weich kochen.
- Die Sauce pürieren, dabei Milch und Sahne hineinfließen lassen. Mit den Gewürzen abschmecken. Falls die Sauce zu dünn ist, mit Johannisbrotkernmehl abbinden.
- Passt zu Gemüsegerichten, Fisch und Geflügel.

Variation:

Geben Sie frische, gehackte Kräuter wie Dill, Petersilie oder Schnittlauch zu der Sauce.

▶ Nährwerte pro Portion (60 g)

51 kcal, 1 g E, 4 g F, 3 g KH

Dillsauce

Ca. 25 Min.

▶ Für 8–10 Portionen

150 g Kartoffeln · 350 g Kohlrabi · 300 ml Gemüsebrühe · 200 ml Sahne · 20 g Butter (4 TL) · 1 EL Dillspitzen · Salz · Pfeffer

- Kartoffeln und Kohlrabi waschen, schälen und klein schneiden. In 15–20 Minuten auf mittlerer Stufe weich kochen.
- Alles pürieren, dabei die Sahne zugeben. Butter unterrühren. Mit Pfeffer, Salz und Dillspitzen abschmecken.
- Passt zu Gemüsegerichten, Fisch und Geflügel.

▶ Nährwerte pro Portion (60 g)

58 kcal, 1 g E, 5 g F, 2 g KH

Tipp

Diese Sauce können Sie auch mit anderen frischen Kräutern wie Schnittlauch, Petersilie oder Kerbel herstellen.

▶ Helle Sauce auf Gemüsebasis

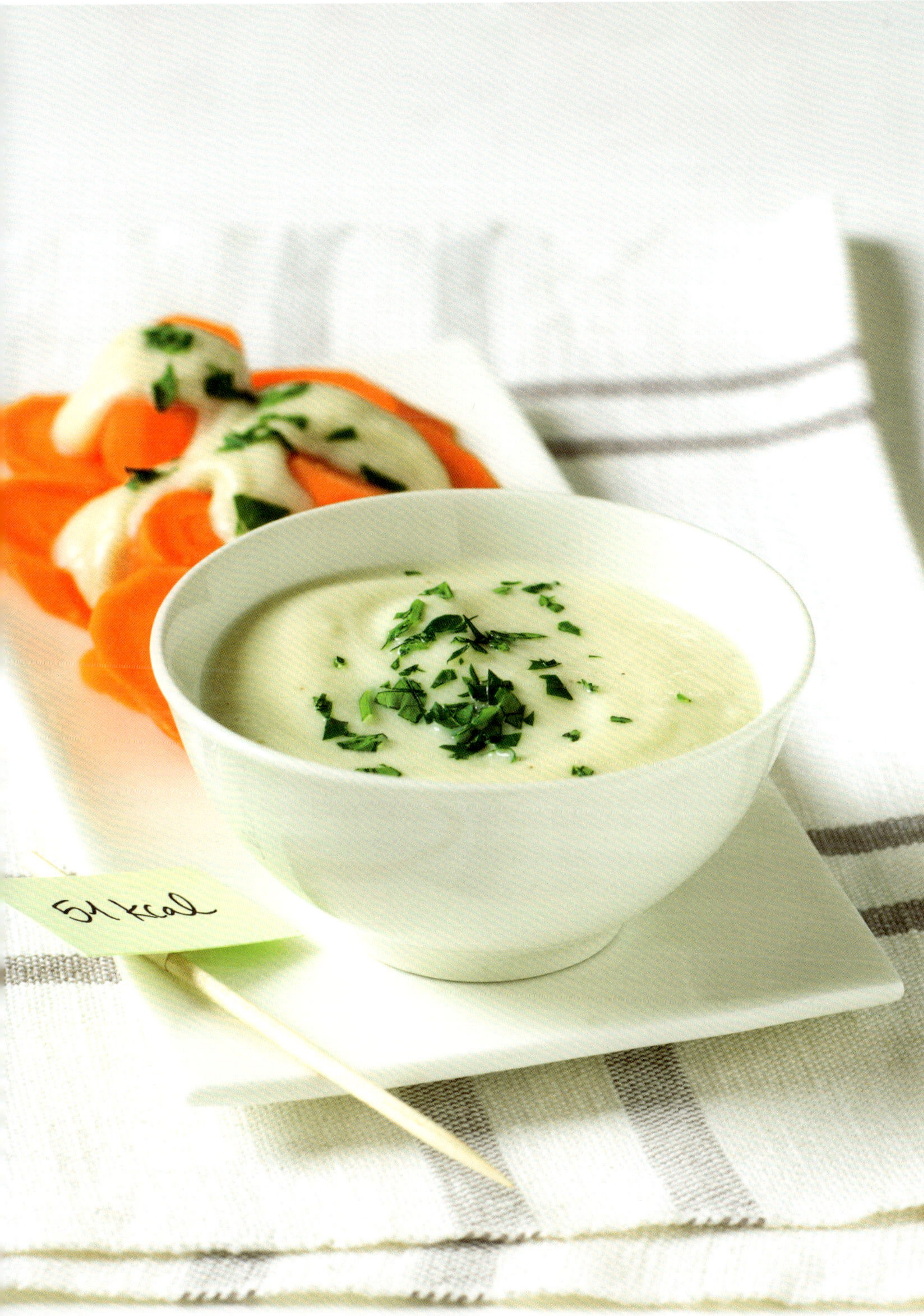
51 kcal

Desserts

Ein leckeres Dessert ist die Krönung eines jeden Menüs. Aber auch als Zwischenmahlzeit sind die köstlichen Süßspeisen gut geeignet. Hier können die Portionen etwas größer sein; als Nachspeise sind die Portionen meist etwas kleiner. Unser Tipp: Bereiten Sie eine größere Dessertportion zu und heben einen Rest für zwischendurch auf.

Rote Grütze mit Vanillejogurt

5 Min.

▶ Für 1 Person

100 g rote Grütze aus gemischten Beeren · 10 ml Fruchtsaft oder Fruchtlikör (1 EL) · 150 g Joghurt · ½ Pk. Vanillezucker · 5 g Schokoladenraspel (1 TL)

- Rote Grütze mit Fruchtsaft mischen. Vanillezucker unter den Joghurt rühren.
- In ein Glas zuerst 2 cm Fruchtmischung einfüllen und mit Vanillejoghurt überschichten. Danach wieder Fruchtmischung in das Glas geben und abschließend Vanillejoghurt.
- Mit Schokoladenraspeln bestreut servieren.

▶ Nährwerte pro Portion

241 kcal, 7 g E, 9 g F, 31 g KH

Mascarpone-Creme auf frischer Mango

15 Min. + 3 Std. Kühlzeit

▶ Für 1 Person

60 g Mango (½ Stück) · 50 ml Schlagsahne · 50 g Mascarpone · 50 g Joghurt, 3,5 % Fett · 1 Pk. Vanillezucker · 10 g brauner Zucker (1 EL)

- Mango schälen, entkernen, in kleine Stücke schneiden und in eine Schüssel geben.
- Die Schlagsahne schlagen. Mascarpone, Joghurt und Vanillezucker mischen. Die Sahne darunter heben und die Mango mit der Masse bedecken. Mit braunem Zucker bestreuen. Mit Folie bedecken und 3 Stunden im Kühlschrank durchziehen lassen.

▶ Nährwerte pro Portion

474 kcal, 6 g E, 38 g F, 28 g KH

▶ Mascarpone-Creme auf frischer Mango

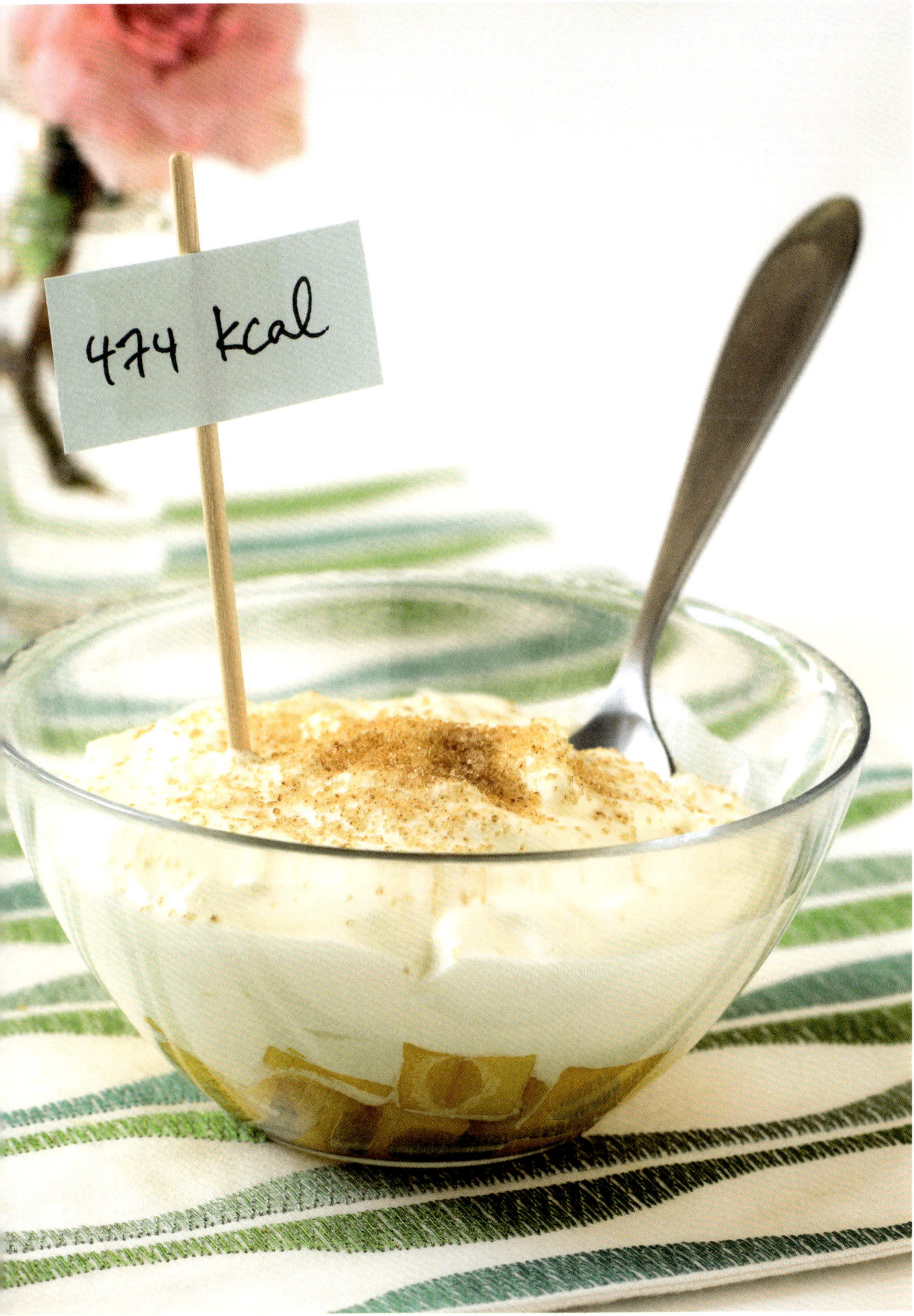
474 kcal

Schokoladeneis mit Orangen-Vanille-Sauce

5 Min.

▶ Für 1 Person

100 ml Orangensaft · 10 ml Zitronensaft (1 EL) · 10 ml Orangenlikör (1 EL) · ½ Pk. Dessert-Saucenpulver Vanille (ohne Kochen) · 150 g Schokoladeneis (2 Kugeln)

- Orangensaft, Zitronensaft und Orangenlikör gut mit dem Dessert-Saucenpulver verrühren.
- Die Sauce über das Schokoladeneis geben und servieren.

▶ Nährwerte pro Portion

416 kcal, 7 g E, 14 g F, 61 g KH

Variationen:

Die Orangen-Vanille-Sauce passt sehr gut auch zu anderen Eissorten, Sorbets, Parfaits und Apfelstrudel.

Nussjoghurt mit Pflaumenmus

Ca. 20 Min.

▶ Für 1 Person

40 g getrocknete Pflaumen · 50 ml Orangensaft · 30 g Haselnusskerne · 10 ml Ahornsirup (1 EL) · 100 g Sahnejoghurt

- Die Pflaumen grob würfeln und mit dem Orangensaft in einem Topf aufkochen. Bei kleiner Hitze 5 Minuten einköcheln lassen. Mit dem Pürierstab fein pürieren und abkühlen lassen.
- Die Haselnusskerne fein hacken und in einer beschichteten Pfanne ohne Fett bei mittlerer Hitze goldgelb rösten. Ahornsirup hinzugeben und gleichmäßig unterrühren. Ebenfalls abkühlen lassen.
- Den Sahnejoghurt glatt rühren. 1 EL der Nüsse beiseite stellen, den Rest unter den Joghurt rühren. Abwechselnd mit dem Pflaumenmus in Gläser schichten und mit den restlichen Nüssen bestreut servieren.

▶ Nährwerte pro Portion

449 kcal, 9 g E, 29 g F, 36 g KH

Schwarzwaldbecher

Ca. 20 Min.

Für 1 Person

60 g Quark, 20 % Fett · 40 g Joghurt, 3,5 % Fett · 10 g Zucker (1 EL) · 2,5 g Vanillezucker (½ TL) · 30 ml Sprühsahne · 10 g Raspelschokolade · 60 g Sauerkirschen, abgetropft (¼ Glas)

- Quark, Joghurt, Zucker und Vanillezucker mischen. Sahne steif schlagen und unterheben.
- Sauerkirschen, Quarkmasse und Raspelschokolade abwechselnd in ein Glas schichten.

Nährwerte pro Portion

317 kcal, 11 g E, 17 g F, 28 g KH

Beeren-Tiramisu

Ca. 15 Min. 1 Std. + Kühlzeit

Für 1 Person

30 g Mascarpone · 20 g Joghurt, 3,5 % Fett · 20 g Quark, 20 % Fett · 5 ml Eierlikör (1 TL) · 3 g Vanillezucker (½ TL) · 5 g Zucker (1 TL) · 50 g gemischte Beeren (frisch oder TK) · 1 Zwieback · 5 ml Kirschlikör (1 TL) · Kakaopulver zum Bestreuen

- Mascarpone, Joghurt, Quark, Eierlikör, Vanillezucker und Zucker gut miteinander verrühren. Beeren verlesen und putzen bzw. auftauen lassen. Zwieback mit dem Kirschlikör beträufeln.
- Die Beeren in ein Schälchen geben, mit Zwieback belegen und die Mascarponecreme darauf verteilen. Im Kühlschrank etwa 1 Stunde kalt stellen und vor dem Servieren mit Kakaopulver bestreuen.

Nährwerte pro Portion

251 kcal, 6 g E, 15 g F, 20 g KH

Milchreis mit Erdbeerpüree

Ca. 60 Min.

▶ Für 1 Person

90 ml Vollmilch · 40 ml Schlagsahne · ¼ Zitrone · ¼ Zimtstange · 30 g Rundkornreis · 5 g Sirup (1 TL) · 75 g Erdbeeren frisch oder TK · 10 g Sprühsahne

- Milch und Sahne mischen und mit der Schale der Zitrone sowie der Zimtstange zum Kochen bringen. Den Rundkornreis hinzugeben. Bei geringer Energiezufuhr 40 Minuten garen, dabei öfter umrühren, damit der Reis nicht anbrennt.
- Anschließend 10 Minuten quellen lassen. Zwischenzeitlich die Erdbeeren waschen, entstielen und pürieren. Den Reis in einen tiefen Teller geben, Sprühsahne unterheben. Das Erdbeerpüree dazu reichen.

▶ Nährwerte pro Portion

358 kcal, 7 g E, 20 g F, 38 g KH

Vanillepudding mit Obst

Ca. 20 Min. + 2 Std. Kühlzeit

▶ Für 1 Person

80 g Pfirsich (aus der Dose) · ¼ Beutel Vanillepuddingpulver · 10 g Zucker (1 EL) · 60 ml Milch, 3,5 % Fett · 60 g Schlagsahne · 50 g TK-Himbeeren · 5 g Puderzucker (1 TL)

- Pfirsich in dünne Scheiben schneiden. Eine Tasse oder ein kleines Schälchen kalt ausspülen und mit 2 Pfirsichscheiben auslegen.
- Puddingpulver mit Zucker und 2 Esslöffeln Milch glatt rühren. Restliche Milch und Sahne in einem Topf aufkochen. Angerührtes Pulver einrühren und unter Rühren mindestens 1 Minute kochen.
- Abwechselnd Pudding und die restlichen Pfirsichscheiben in die Tasse schichten, dabei mit Pfirsich enden. Abgedeckt mindestens 2 Stunden kühl stellen. Inzwischen die Himbeeren auftauen lassen und mit Puderzucker mischen.
- Pudding vorsichtig mit einem kleinen Messer vom Tassenrand lösen und auf einen Teller stürzen. Mit den Himbeeren garniert servieren.

▶ Nährwerte pro Portion

492 kcal, 5 g E, 22 g F, 68 g KH

▶ Vanillepudding mit Obst

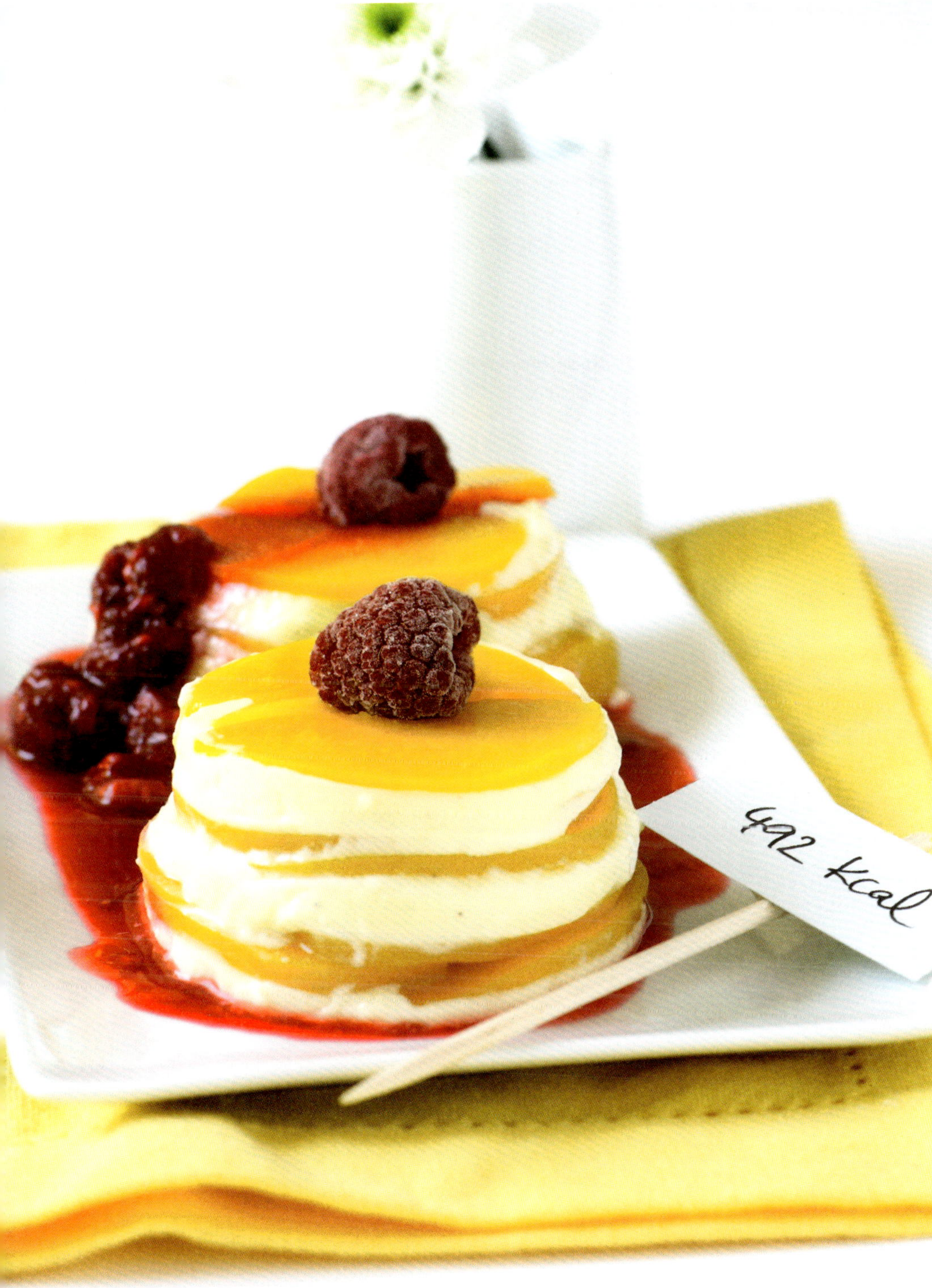
492 kcal

Tageskostpläne

Wir haben für Sie beispielhaft zusammengestellt, wie die Ernährung im Laufe des Tages für eine mangelernährte Person aussehen könnte. Wie bei einem Baukastensystem können die einzelnen Komponenten natürlich beliebig ausgetauscht werden.

Tageskostplan 1 – besonders eiweißreich

Mahlzeit	Lebensmittel und Menge
Frühstück	2 Tassen Kaffee mit Milch (3,5 % Fett) 1 Portion buntes Rührei auf Toast (S. 76)
	704 kcal, 34 g Eiweiß
Zwischenmahlzeit	1 Scheibe Vollkornbrot 30 g Schinken-Kräuter-Creme (S. 84) 1 Kiwi, 1 Glas Johannisbeersaftschorle (rot)
	217 kcal, 8 g Eiweiß
Mittagessen	1 Portion Nudelgratin mit Hackfleisch und Spinat (S. 111) 1 Schälchen Obstsalat, 1 Glas Wasser
	943 kcal, 44 g Eiweiß
Zwischenmahlzeit	1 Tasse Kaffee mit Milch (3,5 % Fett) 1 Stück Käsekuchen
	342 kcal, 14 g Eiweiß
Abendessen	1 Scheibe Weißbrot 1 Teller (½ Portion) feine Kartoffelsuppe mit Lachs (S. 105) 1 Glas Wasser
	237 kcal, 10 g Eiweiß
Spätmahlzeit	1 Portion Blaubeer-Buttermilch-Shake (S. 98)
	373 kcal, 10 g Eiweiß
Gesamtenergiezufuhr	**2816 kcal**
Eiweißzufuhr	**120 g**

Tageskostplan 2

Mahlzeit	Lebensmittel und Menge
Frühstück	2 Tassen Kaffee mit Kondensmilch (10 %) ½ Portion Fitmacher-Müsli (S. 72) 1 Scheibe Vollkorntoast mit 30 g Kräuterfrischkäse
	512 kcal, 15 g Eiweiß
Zwischenmahlzeit	1 Scheibe Graubrot mit 30 g Kalbsleberwurst 1 Apfel, 1 Glas Apfelsaftschorle
	347 kcal, 7 g Eiweiß
Mittagessen	1 Portion Polentaschnitten (S. 122) 1 Scheibe Hackbraten mit brauner Soße (S. 125) Wirsingkohl, gedünstet 1 Glas Wasser
	1 016 kcal, 41 g Eiweiß
Dessert	½ Portion Rote Grütze mit Vanillejoghurt (S. 128)
	120 kcal, 4 g Eiweiß
Nachmittagsmahlzeit	1 Tasse Kaffee mit Kondensmilch (10 % Fett) 1 Stück Obstkuchen
	260 kcal, 4 g Eiweiß
Abendessen	150 g Karotten-Kohlrabi-Rohkost mit Sauerrahmdressing 1 Scheibe Vollkornbrot mit Margarine oder Butter 1 Scheibe Käse 1 Tasse Tee
	356 kcal, 12 g Eiweiß
Spätmahlzeit	1 Portion Schlemmermilch (S. 96)
	298 kcal, 10 g Eiweiß
Gesamtenergiezufuhr	**2 909 kcal**
Eiweißzufuhr	**93 g**

Tageskostplan 3 – besonders ballaststoffreich

Mahlzeit	Lebensmittel und Menge
Frühstück	2 Tassen Kaffee mit Kondensmilch (10 % Fett) 1 Vollkornbrötchen mit Margarine oder Butter 2 EL Kräuter-Avocado-Quark (S. 84) 2 Scheiben Lachs, geräuchert 1 Schälchen Obstsalat
	468 kcal, 19 g Eiweiß
Zwischenmahlzeit	1 Portion Gurken-Kefir-Shake (S. 100)
	377 kcal, 10 g Eiweiß
Mittagessen	1 Portion Kichererbsen-Gemüse-Auflauf (S. 112) 1 Glas Wasser
	645 kcal, 26 g Eiweiß
Dessert	½ Portion Nussjoghurt mit Pflaumenmus (S. 130)
	225 kcal, 5 g Eiweiß
Zwischenmahlzeit	1 Tasse Kaffee mit Kondensmilch (10 % Fett) 1 Stück Obstkuchen
	375 kcal, 5 g Eiweiß
Abendessen	1 Glas Wasser 1 Portion Mozzarella-Häppchen (S. 86) 1 Schälchen Eisberg-Gurken-Tomatensalat mit Essig-Öl-Dressing
	377 kcal, 15 g Eiweiß
Spätmahlzeit	½ Portion Dinkelmüsli mit Früchten (S. 71) 1 Tasse Tee
	220 kcal, 8 g Eiweiß
Gesamtenergiezufuhr	**2 687 kcal**
Eiweißzufuhr	**88 g**
Ballaststoffzufuhr	**43 g**

Tageskostplan 4 – bei Süßpräferenz

Mahlzeit	Lebensmittel und Menge
Frühstück	1 Tasse Kaffee mit Kondensmilch (10 % Fett), 1 TL Zucker 1 Glas Orangen-Karotten-Saft 1 Scheibe Vollkorntoast mit 30 g Camembert (45 % Fett i. Tr.) und 3 TL Heidelbeerkonfitüre 125 g Weintrauben
	372 kcal, 13 g Eiweiß
Zwischenmahlzeit	1 Portion Kirsch-Marzipan-Shake (S. 97)
	227 kcal, 8 g Eiweiß
Mittagessen	1 Teller (½ Portion) fruchtige Geflügelsuppe (S. 102) 1 Portion Milchreis mit Erdbeerpüree (S. 132) 1 Glas Traubensaftschorle
	766 kcal, 21 g Eiweiß
Zwischenmahlzeit	1 Tasse Kaffee mit Kondensmilch (10 % Fett), 1 TL Zucker 1 Portion Bananenpfannkuchen (S. 116)
	588 kcal, 24 g Eiweiß
Abendessen	1 Schälchen Käsesalat mit Äpfeln (S. 86) 1 Scheibe Vollkornbrot mit Margarine oder Butter 1 Forellenfilet, 3 EL Preiselbeer-Sahnemeerrettich 1 Tasse Früchtetee
	636 kcal, 37 g Eiweiß
Spätmahlzeit	1 Portion Grieß-Dukaten (S. 89) 1 Glas Pfirsich-Maracuja-Schorle
	184 kcal, 6 g Eiweiß
Gesamtenergiezufuhr	**2 773 kcal**
Eiweißzufuhr	**109 g**

Glossar

Abszess Meist durch Bakterien bedingte abgekapselte Eiteransammlung in Organen oder Körperhöhlen

Adipositas, adipös Fettsucht, definiert nach dem Body-Mass-Index (s. u.). Übergewicht: BMI 25–30 kg/m²; Adipositas: BMI ›30 kg/m²

Anabolie Aufbaustoffwechsel, auf Verbesserung des Ernährungszustandes und auf Wachstum ausgerichteter Stoffwechsel (Gegenteil: Katabolie)

Anorexie Störung der Appetitregulation mit unzureichender Nährstoffzufuhr

Aspiration Übertritt von Speisebestandteilen, Flüssigkeit, Mageninhalt oder Speichel in die Luftröhre bzw. Lunge

Body-Mass-Index (BMI) Gebräuchliche Maßeinheit zur Charakterisierung des Ernährungszustandes als Angabe in Relation von Körpergewicht zu Körpergröße; Körpergewicht (in kg) / Körpergröße (in m)². Normalgewicht: BMI 18,5–25 kg/m², in Abhängigkeit vom Alter auch höher

Dekubitus Wundliegen; Geschwürbildung an Haut oder Schleimhäuten als Folge einer chronischen örtlichen Druckeinwirkung mit nachfolgender lokaler Mangeldurchblutung, häufig am Steiß

Demenz Verlust der intellektuellen Fähigkeiten (vornehmlich Gedächtnis) sowie Persönlichkeitsveränderungen und chronische Verwirrtheit als Folge einer hirnorganischen Erkrankung (Alzheimer-Demenz: primär durch degenerative Veränderungen bedingt; vaskuläre Demenz: primär als Folge von Durchblutungsstörungen und wiederholten Hirninfarkten)

Eicosanoide Sammelbegriff für körpereigene Stoffwechselprodukte wie Prostaglandine, Thromboxane oder Leukotriene, die in verschiedenen Körpergeweben aus essenziellen Fettsäuren gebildet werden und vielfältige Körperfunktionen erfüllen

Enterale Ernährung Ernährung über den physiologischen Weg des Darmes, zum Beispiel normal über den Mund oder durch eine in den Magen oder Dünndarm eingebrachte Ernährungssonde

Fruktosemalabsorption Unverträglichkeit von Fruchtzucker mit unvollständiger Aufnahme von Fruchtzucker aus dem Darm in den Blutkreislauf (siehe auch Laktoseintoleranz)

Gastroenterologie Lehre von den Magen-Darm-Erkrankungen, die neben Magen, Dünn- und Dickdarm auch andere Bauchorgane wie Bauchspeicheldrüse oder Galle einschließt

Geriatrie Altersheilkunde

IgE-spezifische Antikörper Ig = Immunglobulin, vom Körper gebildete, gegen bestimmte Antigene gerichtete Antikörper der Klasse IgE

Kachexie Komplexes Krankheitsbild (»Auszehrung des Körpers«), das über Gewichtsverlust in Zusammenhang mit nachlassender Muskelkraft, Erschöpfung, reduzierter Körperzellmasse und Entzündungsaktivität definiert ist

Katabolie Gegenteil von Anabolie, auf Abbau von Körpersubstanz ausgerichteter Stoffwechsel

Kohlenhydrate Zucker

Laktoseintoleranz Unverträglichkeit von Milchzucker mit unvollständiger Aufspaltung von Milchzucker durch Fehlen des spezifischen Enzyms Laktase im Dünndarm. Der im oberen Dünndarm nicht ausreichend aufgespaltene Milchzucker wird in tieferen Darmabschnitten durch Bakterien unter Gasbildung verstoffwechselt, was zu komplexen Bauchbeschwerden wie Blähungen oder Durchfall führen kann

Lipide Fette

Mangelernährung Krankheitsbezogener Gewichtsverlust, Eiweißmangel mit reduzierter Muskelmasse oder Defizit an spezifischen notwendigen Nährstoffen im Körper

Metabolismus Stoffwechsel

Mukositis Entzündung von Schleimhäuten

Omega-3-Fetttsäuren Langkettige mehrfach ungesättigte Fettsäuren (z. B. Eicosapentaen- oder Docosahexaensäure), die vornehmlich in Fischöl vorkommen und über Beeinflussung des Eicosanoid-Stoffwechsels unter anderem entzündungshemmende Eigenschaften aufweisen

Oral Durch den Mund

Palliativmedizin Medizin, die bei fortgeschrittenen Erkrankungen, wenn eine

Heilung nicht mehr möglich ist, unter medizinischen, psychologischen, sozialen und spirituellen Aspekten primär auf Linderung und Symptomkontrolle ausgerichtet ist (von lat. pallium= der Mantel und palliare= lindern)

Parenterale Ernährung Nährstoff- und Energiezufuhr, die die natürliche Aufnahme über den Darm umgeht und über Infusionssysteme direkt in eine große Körpervene erfolgt

Passager Vorübergehend, nicht dauerhaft

PEG-Sonde PEG = perkutane (durch die Bauchhaut), endoskopisch gelegte Gastrostomie (in den Magen gelegte) Ernährungssonde; hier wird eine spezielle Ernährungssonde von außen durch die Bauchdecke direkt unter endoskopischer Steuerung in den Magen gelegt; über diesen dauerhaften, unter der Kleidung verborgenen Zugang kann der Patient zusätzlich unter Wahrung der normalen Magen-Darm-Passage mit wertvollen Nährstoffen und Energieträgern versorgt werden

Polypharmazie Gleichzeitige Einnahme von mehreren unterschiedlichen Medikamenten

Protein Eiweiß

Rehabilitation Wiederherstellung von körperlichen und geistigen Fähigkeiten

Sarkopenie Verlust von Muskelmasse und Muskelkraft im Rahmen von normalen Alterungsprozessen

Supportiv Zusätzlich, als Ergänzung, unterstützend

Süßstoffe Synthetisch hergestellte oder natürliche Ersatzstoffe für Zucker, die eine wesentlich stärkere Süßkraft als Zucker haben, dabei aber keine oder sehr wenig Energie liefern und nicht kariogen wirken. Zu den in der EU zugelassenen Süßstoffen gehören Acesulfam K, Aspartam, Saccharin, Cyclamat, Sucralose und Thaumatin.

Unterernährung Verringerung der Energiespeicher (primäre Zielgröße: reduzierte Fettmasse)

Zerealien Sammelbegriff für Körnerfrüchte von verschiedenen Getreiden oder Gräsern wie Weizen, Reis, Gerste, Hafer, Roggen, Hirse oder Mais

Zöliakie Chronische Verdauungsstörung als Folge einer Unverträglichkeit eines bestimmen Klebereiweißes (Gluten) von einheimischen Getreidesorten (Weizen, Dinkel, Roggen, Gerste, Hafer etc.) mit Zerstörung der Dünndarmschleimhautzotten und vielfältigen körperlichen Beschwerden wie Durchfall, Blähungen, Appetitlosigkeit, Gewichtsverlust, Blutarmut und mangelnder Gewichtszunahme bei Kindern

Adressen, die weiterhelfen

Bezugsquellen (Auswahl)

Für Dickungsmittel, Pulver zur Anreicherung, Eiweißkonzentrate, Trink- und Zusatznahrungen und Sondennahrung

Fresenius Kabi Deutschland GmbH
Else-Kröner-Str. 1
61352 Bad Homburg v. d. H.
www.fresenius-kabi.de
kundenberatung@fresenius-kabi.de
Tel.: 06172/686-8200
Fax: 06172/686-8239

Nutricia GmbH
Allee am Röthelheimpark 11
91052 Erlangen
www.nutricia.de
information@nutricia.com
Tel.: 0800/68874242
Fax: 09131/778210

Nestlé HealthCare Nutrition GmbH
Lyoner Str. 23
60523 Frankfurt
www.nutrinews.de
info@nutrinews.de
Tel.: 0800/1001635
Fax: 089-724490-253

Bodymed AG
Am Tannenwald 6
66459 Kirkel
Tel. : 06849/60020
Fax: 06849/600256
http://www.bodymed.com

Für Ess- und Trinkhilfen

Thomas Hilfen für Körperbehinderte GmbH & CO. Medico KG
Walkmühlenstraße 1
27432 Bremervörde
www.thomashilfen.de
info@thomashilfen.de
Tel.: 04761/8860
Fax: 04761/88619

ORNAMIN-KUNSTSTOFFWERKE
Wilhelm Zschetzsche GmbH & Co. KG
Kuckuckstraße 20a-26
32427 Minden
www.ornamin-provita.de
shop@ornamin-provita.de
Tel.: 0571/88808-0
Fax: 0571/88808-77

WGP – Wolfgang Gross Produktdesign
Beim Haferhof 5
25479 Ellerau
www.wgp-produktdesign.de
vertrieb@wgp-produktdesign.de
Tel.: 04106/6556789
Fax: 04106/626313

Für Silikonförmchen

pürform GmbH
Krögerweg 15
48155 Münster
www.puerform.de
info@puerform.de
Tel.: 0251/1365930
Fax: 0251/1365931

Adressen von Ernährungsfachkräften

Deutsche Gesellschaft für Ernährung e.V. (DGE)
Godesberger Allee 18
53175 Bonn
www.dge.de
webmaster@dge.de
Tel.: 0228/3776-600
Fax: 0228/3776-800

Deutsche Gesellschaft der qualifizierten Ernährungstherapeuten und Ernährungsberater – QUETHEB e.V.
Schloßplatz 1
83410 Laufen
www.quetheb.de
info@quetheb.de
Tel.: 08682/954400
Fax: 08682/954498

Verband der Diätassistenten – Deutscher Bundesverband e.V. (VDD)
Susannastr. 13
45136 Essen
www.vdd.de
vdd@vdd.de
Tel. 0201/94685370
Fax. 0201/94685380

Verband der Oecotrophologen e.V. (VDOE)
Reuterstraße 161
53113 Bonn
www.vdoe.de
vdoe@vdoe.de
Tel.: 0228/28922-0
Fax: 0228/28922-77

Fachgesellschaften und Verbände

Bundesarbeitsgemeinschaft der Senioren-Organisationen e. V. (BAGSO)
Bonngasse 10
53111 Bonn
www.bagso.de
kontakt@bagso.de
Tel.: 02 28/24 99 93-0
Fax: 02 28/24 99 93-20

Deutscher Allergie- und Asthmabund e. V. (DAAB)
Fliethstr. 114
41061 Mönchengladbach
www.daab.de
info@daab.de
Tel.: 0 21 61/81 49 40
Fax: 0 21 61/8 14 94 30

Deutsche Gesellschaft für Ernährungsmedizin e. V. (DGEM)
Info- und Geschäftsstelle
Olivaer Platz 7
10707 Berlin
Tel: 0 30/31 98 31 50 07
Fax: 0 30/31 98 31 50 08
E-Mail: infostelle@dgem.de
Internet: www.dgem.de

Deutschen Gesellschaft für Geriatrie e. V. (DGG)
Kunibertskloster 11–13
50668 Köln
Tel.: 02 21/16 29-23 50
Fax: 02 21/16 29-23 51
E-Mail: info@dggeriatrie.de

Deutsche Krebsgesellschaft e. V. (DKG)
Kuno-Fischer-Straße 8
14057 Berlin
www.krebsgesellschaft.de
Tel.: 0 30/32 29 32 90
Fax: 0 30/3 22 93 29 66

DZG – Deutsche Zöliakie-Gesellschaft e. V. (DZG e. V.)
Kupferstr. 36
70565 Stuttgart
www.dzg-online.de
info@dzg-online.de
Tel.: 07 11/45 99 81-0
Fax: 07 11/45 99 81-50

Diätverband e. V.
Godesberger Allee 142–148
53175 Bonn
www.diaetverband.de
info@diaetverband.de
Tel.: 02 28/3 08 51- 0
Fax: 02 28/3 08 51-50

SERVICE

Liebe Leserin, lieber Leser,

hat Ihnen dieses Buch weitergeholfen? Für Anregungen, Kritik, aber auch für Lob sind wir offen. So können wir in Zukunft noch besser auf Ihre Wünsche eingehen. Schreiben Sie uns, denn Ihre Meinung zählt!

Ihr TRIAS Verlag
E-Mail-Leserservice: kundenservice@trias-verlag.de
Lektorat TRIAS Verlag, Postfach 30 05 04, 70445 Stuttgart, Fax: 0711-8931-748

Register

Bibliografische Information der Deutschen Nationalbibliothek
Die Deutsche Nationalbibliothek verzeichnet diese Publikation in der Deutschen Nationalbibliografie; detaillierte bibliografische Daten sind im Internet über http://dnb.d-nb.de abrufbar.

Programmplanung: Uta Spieldiener
Redaktion: Dr. Thamar Triebel
Bildredaktion: Christoph Frick

Umschlaggestaltung und Layout:
CYCLUS Visuelle Kommunikation, Stuttgart

Bildnachweis:
Umschlagfoto: Collage Stockfood und Meike Bergmann, Berlin
Abbildungen im Innenteil:
Meike Bergmann, Berlin: S. 3, 4/5, 10, 24, 31, 51, 60, 75, 77, 79, 83, 87, 91, 99, 101, 103, 109, 113, 117, 121, 127, 129, 133

Leider konnten wir nicht alle Rechteinhaber erreichen. Berechtigte Ansprüche werden abgegolten.

2. Auflage 2019

Printed in Germany

Satz und Repro: Fotosatz Buck, Kumhausen
gesetzt in: Adobe InDesign CS5
Druck: AZ Druck und Datentechnik GmbH, Kempten

Gedruckt auf chlorfrei gebleichtem Papier

ISBN 978-3-432-10973-2 1 2 3 4 5 6

Auch erhältlich als E-Book:
eISBN (ePub) 978-3-432-10974-9

Wichtiger Hinweis: Wie jede Wissenschaft ist die Medizin ständigen Entwicklungen unterworfen. Forschung und klinische Erfahrung erweitern unsere Erkenntnisse, insbesondere was Behandlung und medikamentöse Therapie anbelangt. Soweit in diesem Werk eine Dosierung oder eine Applikation erwähnt wird oder Ratschläge und Empfehlungen gegeben werden, darf der Leser zwar darauf vertrauen, dass Autoren, Herausgeber und Verlag große Sorgfalt darauf verwandt haben, dass diese Angaben dem Wissensstand bei Fertigstellung des Werkes entsprechen, jedoch kann eine Garantie nicht übernommen werden. Eine Haftung des Autors, des Verlags oder seiner Beauftragten für Personen-, Sach- oder Vermögensschäden ist ausgeschlossen.